EPIDEMIOLOGIA OCCUPAZIONALE: GUIDA PRATICA PER IL MEDICO COMPETENTE

Strumenti e Metodologie per i Dati Anonimi Collettivi e la Relazione Sanitaria Annuale

Dr Francesco Chirico

© Copyright (2024) Dr Francesco Chirico

Tutti i Diritti Riservati

Epidemiologia Occupazionale- Guida Pratica per il Medico Competente: Strumenti e Metodologie per i Dati Anonimi Collettivi e la Relazione Sanitaria Annuale

© Copyright (2024) Tutti i diritti riservati.

Dr Francesco Chirico

ISBN 13: 9798303703827

Avviso sui Diritti d'Autore

Questo libro è stato prodotto con il supporto dell'International Network for the Advancement of Medicine, Psychology, and Public Health (INAMPPH).

L'autore detiene i diritti d'autore ed è proprietario del contenuto, pubblicato sotto licenza Creative Commons CC BY 4.0, che consente la condivisione e l'adattamento del materiale, a condizione che venga attribuito correttamente l'autore.

Nessuna parte di questo libro può essere riprodotta in qualsiasi forma o con qualsiasi mezzo elettronico o meccanico, compresi sistemi di archiviazione e recupero delle informazioni, senza il permesso scritto dell'autore. È severamente vietata la registrazione di questa pubblicazione e qualsiasi archiviazione di questo documento non è consentita senza il permesso scritto dell'editore. Tutti i diritti riservati. Gli autori rispettivi detengono tutti i diritti d'autore non detenuti dall'editore. Le immagini presenti in questo libro appartengono ai rispettivi proprietari, concesse all'Autore con una licenza royalty-free. Tutti i marchi registrati, i marchi di servizio, i nomi dei prodotti e le caratteristiche dei nomi menzionati in questo libro sono considerati proprietà dei rispettivi titolari e sono utilizzati solo come riferimento. L'uso di uno di questi termini non implica un'approvazione.

Dichiarazione di responsabilità limitata

Questo libro è stato scritto con l'intento di fornire informazioni accurate e affidabili in merito all'argomento trattato. L'autore e l'editore hanno fatto del loro meglio per assicurare che le informazioni contenute in questo libro siano precise alla data di pubblicazione. Tuttavia, né l'autore né l'editore assumono alcuna responsabilità per eventuali errori, omissioni o interpretazioni diverse dei soggetti trattati.

Il contenuto di questo libro è fornito "così com'è", senza garanzia di alcun tipo, né esplicita né implicita. Qualsiasi uso delle informazioni fornite è a proprio rischio. Né l'autore né l'editore possono essere ritenuti responsabili per qualsiasi danno, diretto o indiretto, causato dall'uso delle informazioni contenute in questo libro.

Questo libro non intende fornire consigli legali, medici, psicologici o di altro tipo professionale. Se si necessita di consulenza specifica, si consiglia di rivolgersi a un professionista qualificato.

Tutti i marchi registrati, i marchi di fabbrica e i nomi di società menzionati in questo libro sono proprietà dei rispettivi titolari.

Sommario

Premessa 14

Capitolo 1. I Dati Anonimi Collettivi e la Relazione Sanitaria Annuale 19

    Introduzione 19

    1.1 L'evoluzione della sorveglianza sanitaria: dal passato al presente 19

    1.2 Il medico competente come consulente globale 20

    1.3 Sorveglianza sanitaria e valutazione del rischio: un processo ciclico 20

    1.4 I dati anonimi collettivi come strumento di prevenzione ... 21

    1.5 La relazione sanitaria annuale 21

    1.5.2 Struttura e contenuti 22

    1.5.3 Presentazione e utilizzo 22

    1.5.4 Strumenti tecnologici per la gestione dei dati 22

    1.6 Le sanzioni a carico del medico competente 26

    1.7 Utilizzo delle informazioni per la valutazione dei rischi 26

    1.8 Allegato 3B e differenze con i dati anonimi collettivi 27

    Conclusioni 27

    Riferimenti bibliografici 28

Capitolo 2. Struttura e Contenuto della Relazione Sanitaria Annuale 31

    2.1 I requisiti minimi della relazione sanitaria annuale 31

    2.2 Le funzioni della relazione sanitaria annuale 31

    2.3 La relazione sanitaria nei contesti complessi 32

    2.4 Criticità nella scelta degli indicatori di danno e salute 32

2.5 Struttura e contenuti della relazione sanitaria annuale 33

2.6 Strumenti e risorse per una relazione efficace 34

2.7 Nuovi indicatori per la medicina del lavoro 35

Riferimenti bibliografici 35

Capitolo 3. Strumenti per la Relazione Sanitaria Annuale: l'Epidemiologia Occupazionale 38

3.1 La Medicina del Lavoro basata sulle evidenze scientifiche.38

3.2 L'epidemiologia occupazionale: definizione e obiettivi 39

3.3 Tipologia degli studi epidemiologici 39

3.4 Strumenti per l'epidemiologia occupazionale 41

Riferimenti Bibliografici 42

Capitolo 4. Limiti, bias e fattori di confondimento in una ricerca scientifica 45

4.1 I principali limiti nella progettazione e conduzione di studi epidemiologici..45

4.2 Bias di selezione 45

4.5 L'effetto lavoratore sano 48

4.6 Bias e validità degli studi..49

4.7 Conclusioni..50

Riferimenti bibliografici 50

Capitolo 5. Il Campionamento nella Ricerca Epidemiologica e in Medicina del Lavoro..53

5.1 Introduzione al Campionamento nella Ricerca Epidemiologica..53

5.2 Errori di Campionamento 53

5.3 Metodi di Campionamento 54

5.4 Dimensione del Campione..55

5.6 Calcolo della Potenza Statistica 56

5.7 Esempi Pratici di Campionamento 57

5.8 Conclusioni 59

Riferimenti bibliografici 60

Capitolo 6. Validità di uno studio scientifico 62

6.1 Validità Statistica 62

La significatività statistica 62

La potenza statistica 62

6.2 Validità Interna 63

6.3 Validità Esterna 64

6.4 Validità di Costrutto 64

6.5 Relazione tra i Tipi di Validità 65

Riferimenti Bibliografici 66

Capitolo 7. Misure di Frequenza e di Rischio in Epidemiologia Occupazionale 68

7.1 Misure di Frequenza 68

7.2 Misure di Rischio 69

Rischio Relativo 69

Rischio Attribuibile (RA) 69

Odds Ratio (OR) 70

7.4 Standardizzazione dei Tassi 71

7.5 Applicazioni in Medicina del Lavoro 71

Esempi Pratici 72

Riferimenti Bibliografici 72

Capitolo 8. L'Associazione Causale ed il Nesso di Causalità in Epidemiologia Occupazionale 75

8.1 L'Associazione: Concetti Fondamentali 75

8.2 Elementi di Associazione Causale Diretta 75

8.3 Il Nesso di Causalità 76

8.4 Classificazione delle Cause 77

8.5 Fattori Causali 78

8.6 Standardizzazione e Analisi Multivariata 78

Capitolo 9. La Relazione Sanitaria Annuale ed il Ruolo del Medico Competente come Epidemiologo Occupazionale 80

9.1 La Relazione Sanitaria Annuale 80

9.2 Obiettivi della Relazione Sanitaria Annuale 80

9.3 La Sorveglianza Sanitaria come Prevenzione Secondaria ... 81

9.4 Il Processo Dinamico tra Valutazione del Rischio e Sorveglianza Sanitaria 81

9.5 Monitoraggio Biologico e Marcatori Biologici 82

9.6 L'Impatto della Relazione Sanitaria Annuale 82

9.7 Esempio Pratico: Deficit Uditivo in Ambiente Rumoroso ... 83

Capitolo 10. Gli Strumenti di Raccolta dei Dati in Epidemiologia Occupazionale 85

10.1 L'importanza della raccolta dati in medicina del lavoro ... 85

10.2 Le cartelle sanitarie e di rischio 85

10.3 Questionari e dati self-report 86

10.4 Il monitoraggio biologico e i biomarker 86

10.5 La pianificazione della raccolta dati 87

10.6 L'inserimento dei dati in database elettronici 87

10.7 I limiti della raccolta dati in medicina del lavoro 88

10.8 Il questionario come strumento privilegiato 88

10.9 Conclusioni 89

Capitolo 11. Strumenti per la Relazione Sanitaria Annuale: Cenni di Statistica Medica 91

    11.1 Raccolta ed Elaborazione Dati nella Sorveglianza Sanitaria 91

    11.2 Fasi Preliminari per la Raccolta dei Dati 91

    11.3 Tipologie di Variabili 92

    11.4 Test Parametrici, Non Parametrici e Distribuzione delle Variabili 96

    11.5 Statistica Descrittiva 98

    11.6 Statistica Inferenziale 99

    11.7 L'Importanza della Pianificazione e della Qualità dei Dati 99

    11.8 Variabili Indipendenti e Dipendenti 100

    11.9 Applicazioni in Medicina del Lavoro 102

    11.10 Conclusioni 102

Capitolo 12. La Statistica Descrittiva e la Verifica di Ipotesi in Medicina del Lavoro 105

    12.1 Introduzione alla Statistica Descrittiva Univariata 105

    12.2 Misure di Tendenza Centrale 105

    12.3 Misure di Variabilità 109

    12.4 Strumenti Grafici per la Statistica Descrittiva 109

    12.5 Statistica Descrittiva Bivariata 110

    12.6 Verifica di Ipotesi 110

    12.7 Errori nella Verifica di Ipotesi 111

    12.8 Test Statistici: Parametrici e Non Parametrici 111

    12.9 Applicazioni in Medicina del Lavoro 111

12.10 Conclusioni 113

Capitolo 13. Prospettive Future e Nuove Sfide nella Sorveglianza Sanitaria 115

13.1 Introduzione 115

13.2 Il Ruolo dell'Intelligenza Artificiale (IA) 115

13.3 Sfide nell'Implementazione dell'IA 115

13.4 Altri Strumenti Tecnologici per la Sorveglianza Sanitaria 116

13.5 Visione per il Futuro 116

13.6 Conclusioni 116

Capitolo 14. Best Practices e Casi di Studio 118

14.1 Introduzione 118

14.2 Casi di Studio 118

14.3 Elementi Chiave delle Best Practices 119

14.4 Lezioni Apprese 119

14.5 Conclusioni 119

Capitolo 15. Applicazione Pratica delle Tecniche di Sorveglianza Sanitaria: Un Caso di Studio 122

15.1 Introduzione 122

15.2 Contesto del Caso Studio 122

15.3 Raccolta e Analisi dei Dati 122

15.4 Interventi Implementati 122

15.5 Risultati 123

15.6 Lezioni Apprese 123

15.7 Conclusioni 124

Capitolo 16. Errori Comuni nella Redazione della Relazione Sanitaria Annuale 126

    Checklist per la Redazione della Relazione Sanitaria Annuale 129

Conclusioni 132

Glossario 134

Biografia dell'autore 137

Premessa

La sorveglianza sanitaria effettuata dal medico competente (MC), oltre che essere finalizzata alla verifica dello stato di salute del singolo lavoratore, è lo strumento indiretto di verifica dell'efficacia delle misure di prevenzione attuate dal datore di lavoro La sorveglianza sanitaria, infatti, secondo quanto richiesto dal legislatore, deve fornire informazioni utili per la valutazione del rischio e la predisposizione delle misure di prevenzione e protezione per protezione della salute dei lavoratori.

L'obiettivo principale della sorveglianza sanitaria, pertanto, non è soltanto quello di diagnosticare malattie professionali o lavoro-correlate ed evitare che il lavoratore pregiudichi il proprio stato di salute a causa del lavoro svolto. Il focus della sorveglianza sanitaria, infatti, si è spostato nel corso dei decenni dal lavoratore alle condizioni di rischio (ambientali e organizzative). La sorveglianza sanitaria, pertanto, viene effettuato su gruppi di lavoratori esposti ai medesimi rischi lavorativi specifici, il cosiddetto "gruppo omogeneo" definito dall'Inail come "un insieme di lavoratori (di numerosità variabile) che, coerentemente con la reale organizzazione del lavoro e con il contesto territoriale in cui opera l'azienda, presenta analoghi aspetti di organizzazione e gestione del lavoro, condivide gli ambienti, ha in comune procedure e modalità di comunicazione, e fa riferimento alla medesima linea gerarchica con la direzione".

Inoltre, più di recente l'attenzione della medicina del lavoro si è polarizzata anche alla comunità di terzi e alla società nel complesso, che può essere compromessa dai comportamenti "pericolosi" (ad esempio, assunzione di alcolici o sostanze stupefacenti o psicotrope) dei lavoratori o da loro patologie (ad esempio, le malattie infettive e/o quelle della sfera neuropsichica), che, in ragione del tipo di attività lavorativa, possono mettere a rischio la salute e/o la sicurezza di terzi.

La prevenzione nei luoghi di lavoro deve iniziare da una corretta valutazione dei rischi lavorativi specifici e integrarsi con attività di promozione della salute, che, seppure proposte e agite in forma volontaria, possono intervenire sui rischi lavorativi potenziando l'azione delle misure specifiche di prevenzione e protezione. Oggi, infatti, molti rischi professionali sono anche extralavorativi e possono interagire nelle cosiddette "malattie lavoro-correlate". I disturbi muscolo-scheletrici oggi sono uno dei disturbi più comuni legati al lavoro. In Europa, secondo i dati forniti dall'EU-OSHA, colpiscono milioni di lavoratori e costano miliardi di euro ai datori di lavoro. Affrontare tali disturbi, pertanto, non solo serve per prevenire la comparsa di malattie lavoro-correlate riducendo i costi per l'azienda, ma contribuisce anche a migliorare la qualità della vita degli stessi lavoratori allungandone la prospettiva di vita e di vita lavorativa in salute. Gli effetti dei fattori di rischio occupazionali che ne sono all'origine, la movimentazione manuale di carichi, i movimenti ripetitivi degli arti superiori, le posture statiche e protratte, le vibrazioni, la scarsa illuminazione o ambienti di lavoro freddi, i ritmi intensi di lavoro e, quindi, la non adeguata organizzazione del lavoro, possono essere potenziati da pari insidie presenti tanto in ambiente lavorativo quanto in ambienti di vita extralavorativi. Ecco, perché, le attività di promozione della salute possono essere molto utili.

Qualunque tipo di attività, sia preventiva che di promozione della salute del lavoratore, svolta dal MC, deve però essere giustificata sul piano delle evidenze scientifiche. I suoi costi, pertanto, sostenuti dal datore di lavoro, ma anche dalla società nel suo complesso, devono essere bilanciati dall'efficacia di tali azioni. Tale valutazione richiede l'utilizzo di strumenti statistico-epidemiologici. In tal senso, la funzione della relazione sanitaria annuale con i dati anonimi collettivi è di primaria importanza.

Mentre l'allegato 3B (obbligo previsto per il MC dall'art. 40 del D.Lgs. 81/2008) è uno strumento di recente istituzione, finalizzato, nell'ambito della costruzione del Sistema Informativo della Prevenzione, al costante miglioramento della normativa prevenzionistica e alla predisposizione delle più efficaci misure di controllo e di prevenzione attuabili dai servizi di prevenzione delle ASL a livello territoriale, la relazione sanitaria annuale con i dati anonimi collettivi si prefigge lo scopo di supportare il datore di lavoro e il servizio di prevenzione e protezione aziendale nell'attuazione delle misure di prevenzione e protezione aziendale.

La relazione sanitaria annuale, oggetto del presente manuale, è un obbligo previsto per il medico competente dall'art. 25 comma 1 lettera i) e nasce con lo scopo principale di fornire un "feedback" agli altri attori della sicurezza aziendale nell'ambito del processo di valutazione del rischio ai fini della predisposizione delle più idonee misure di prevenzione e protezione.

Il processo di valutazione del rischio, infatti, è un processo continuo, dinamico, ciclico e serve al datore di lavoro per garantire i più elevati standard di salute e sicurezza per i lavoratori.

La riunione periodica annuale, convocata dal datore di lavoro obbligatoriamente nel caso di aziende con più di 15 lavoratori, è la sede elettiva dove tale percorso di natura "circolare" deve essere presentato e discusso. Mentre il Responsabile del Servizio di Prevenzione e Protezione (RSPP) presenta i dati sugli infortuni aziendali occorsi nell'ultimo anno, il MC deve presentare, in occasione di tale riunione, una relazione sanitaria dettagliata riportando il prospetto delle malattie professionali denunciate ma anche "i dati anonimi collettivi" provenienti dall'attività di sorveglianza sanitaria svolta.

Il presupposto per fare ciò è la messa in atto da parte del MC di una procedura ben organizzata fin dalla nomina, che preveda una corretta individuazione dei dati da raccogliere, degli strumenti da utilizzare e della programmazione della loro raccolta, con la conseguente elaborazione, analisi, interpretazione, presentazione in modo sintetico e comprensibile e trasmissione di tali dati. Il tutto deve essere basato sui principi fondamentali della Medicina basata sulle evidenze scientifiche o, meglio, della "Medicina basata sulle prove di efficacia".

Questo testo nasce pertanto dall'intenzione di fornire ai medici del lavoro alcuni strumenti, che spesso non sono approfonditi nei percorsi formativi universitari, sulle modalità con cui preparare la relazione sanitaria e le modalità con cui trattare e presentare i dati anonimi collettivi in sede di riunione periodica annuale.

Crediamo che un'impostazione "scientifica" e l'analisi "critica" del dato, con l'aiuto della statistica, dell'epidemiologia e di altre metodologie scientifiche, siano utili per partecipare attivamente e migliorare il processo di valutazione e di controllo e gestione del rischio. I dati anonimi collettivi servono anche per la loro presentazione e/o la pubblicazione in convegni o riviste scientifiche, per condividere con la comunità scientifica quanto è prodotto nel corso dell'attività di sorveglianza sanitaria e il loro carattere esplorativo può fungere da stimolo per implementare la ricerca scientifica.

Capitolo 1. I Dati Anonimi Collettivi e la Relazione Sanitaria Annuale

Introduzione

La sorveglianza sanitaria rappresenta uno strumento fondamentale per la tutela della salute dei lavoratori e la verifica dell'efficacia delle misure di prevenzione adottate dai datori di lavoro. Nel contesto italiano, il ruolo del medico competente si è evoluto da quello di semplice diagnosta delle malattie professionali a consulente "globale" per la salute e la sicurezza nei luoghi di lavoro. Questo cambiamento riflette l'evoluzione normativa e culturale del nostro Paese, culminata nel D.Lgs. 81/2008, che ridefinisce il concetto di salute come "benessere fisico, psicologico e sociale", superando la semplice assenza di malattia.

Questo capitolo fornisce una panoramica sull'importanza dei dati anonimi collettivi e della relazione sanitaria annuale, sottolineando il loro ruolo nella gestione integrata della prevenzione e nella valutazione dei rischi lavorativi.

1.1 L'evoluzione della sorveglianza sanitaria: dal passato al presente

La sorveglianza sanitaria ha attraversato diverse fasi evolutive:

Anni '50 e '60: Il DPR 303/1956 e il DPR 547/1955 introducevano obblighi di visite mediche periodiche per lavorazioni industriali pericolose, ponendo un focus sulle attività prescrittive e sanzionatorie.

Anni '90: Il D.Lgs. 626/1994, recependo le direttive europee, introduceva un approccio partecipativo alla sicurezza, con la valutazione del rischio come elemento centrale.

Dal 2008 in poi: Il D.Lgs. 81/2008 consolida l'integrazione tra prevenzione, promozione della salute e gestione della sicurezza aziendale.

La recente pandemia di COVID-19 ha ulteriormente ampliato il ruolo del medico competente, introducendo la sorveglianza sanitaria eccezionale e il concetto di fragilità, evidenziando l'importanza di un approccio globale che tenga conto sia dell'ambiente lavorativo che delle condizioni individuali dei lavoratori (Ministero della Salute, 2021).

1.2 Il medico competente come consulente globale

Il medico competente è oggi coinvolto in molteplici attività, tra cui:

Sorveglianza sanitaria preventiva.

Collaborazione alla valutazione del rischio.

Partecipazione a programmi di informazione e formazione.

Gestione del primo soccorso aziendale.

Promozione della salute dei lavoratori.

Supporto alla medicina di sanita pubblica.

Seguendo i principi della medicina basata sulle evidenze, ogni intervento deve bilanciare vantaggi per i lavoratori, costi per i datori di lavoro e benefici per la società (INAIL, 2017).

1.3 Sorveglianza sanitaria e valutazione del rischio: un processo ciclico

La sorveglianza sanitaria rappresenta uno strumento fondamentale per verificare l'efficacia delle misure di prevenzione e protezione adottate dal datore di lavoro. Si configura come un processo ciclico:

Valutazione dell'esposizione ai rischi lavorativi.

Valutazione dello stato di salute dei lavoratori.

Rivalutazione dei rischi sulla base dei risultati della sorveglianza sanitaria.

Questo ciclo consente di adeguare continuamente le misure di prevenzione in base ai dati raccolti, garantendo un miglioramento progressivo delle condizioni di salute e sicurezza (Magnavita, 2004).

1.4 I dati anonimi collettivi come strumento di prevenzione

I dati anonimi collettivi rappresentano il ponte tra la sorveglianza sanitaria e la valutazione del rischio. Essi consentono di:

Identificare anomalie legate a specifici fattori di rischio.

Valutare l'efficacia delle misure preventive adottate.

Fornire al datore di lavoro indicazioni basate su evidenze scientifiche per migliorare la sicurezza.

Attraverso un'analisi statistica rigorosa, il medico competente può proporre interventi mirati, come l'adozione di dispositivi di protezione individuale o modifiche organizzative per ridurre i rischi residui (D'Orsi et al., 2008).

1.5 La relazione sanitaria annuale

1.5.1 Obblighi normativi

Secondo l'art. 25 del D.Lgs. 81/2008, il medico competente deve presentare in sede di riunione periodica una relazione sanitaria contenente:

I risultati anonimi collettivi della sorveglianza sanitaria.

Indicazioni sul significato di tali risultati ai fini della tutela della salute.

1.5.2 Struttura e contenuti

La relazione dovrebbe includere:

Introduzione: Descrizione del contesto aziendale e dei principali rischi identificati.

Dati raccolti: Informazioni aggregate sui risultati delle visite mediche e degli accertamenti diagnostici.

Analisi: Interpretazione dei dati con riferimento a specifici fattori di rischio.

Raccomandazioni: Misure preventive e correttive basate sui risultati.

1.5.3 Presentazione e utilizzo

La relazione deve essere:

Presentata durante la riunione periodica annuale obbligatoria (art. 35).

Utilizzata per aggiornare la valutazione dei rischi e migliorare le misure di prevenzione.

1.5.4 Strumenti tecnologici per la gestione dei dati

La gestione dei dati anonimi collettivi richiede strumenti tecnologici che garantiscano efficienza, precisione e facilità d'uso. Il medico competente ha a disposizione una varietà di software che possono essere utilizzati per raccogliere, organizzare e analizzare i dati, sia per scopi descrittivi sia per analisi più complesse. Di seguito una panoramica delle opzioni principali:

Strumenti principali:

- **Excel**: È uno strumento versatile per la raccolta e l'organizzazione dei dati. Grazie alla sua interfaccia intuitiva, permette di creare tabelle dettagliate, applicare filtri e utilizzare funzioni di calcolo per elaborare i dati in modo immediato.
- **Software statistici gratuiti**:
  - **PSPP**: Un'alternativa open-source a SPSS, adatta per analisi statistiche di base come t-test, regressioni e analisi descrittive. Offre un'interfaccia simile a quella di SPSS, rendendolo ideale per utenti con budget limitati.
  - **Jamovi**: Un altro strumento gratuito che si distingue per la semplicità d'uso e l'integrazione con R, il che lo rende particolarmente utile per chi desidera un approccio più flessibile e personalizzabile alle analisi statistiche.
- **SPSS**: Questo software a pagamento è uno standard nel settore per analisi statistiche avanzate e modellizzazione dei dati. È particolarmente indicato per grandi dataset e per analisi complesse come le regressioni multiple, l'analisi delle serie temporali e la cluster analysis.

Guida pratica all'utilizzo:

1. **Organizzazione dei dati in Excel**:
   - Creare tabelle strutturate con variabili chiave come età, sesso, esposizione a fattori di rischio e risultati delle valutazioni.
   - Utilizzare funzionalità avanzate come filtri, tabelle pivot e formule personalizzate per un primo livello di analisi e pulizia dei dati.
2. **Esportazione verso software statistici**:

- I dati raccolti in Excel possono essere facilmente esportati in formati compatibili (es. .csv, .sav) per l'analisi in software come PSPP, Jamovi o SPSS.
- Questo passaggio è fondamentale per sfruttare la potenza analitica di questi strumenti.

3. **Analisi descrittiva**:
   - Con PSPP o Jamovi, è possibile calcolare medie, deviazioni standard, frequenze e distribuzioni.
   - SPSS consente di estendere l'analisi con test inferenziali e tecniche di data mining.

4. **Visualizzazione dei dati**:
   - Utilizzare Excel per grafici semplici come istogrammi e diagrammi a torta.
   - Nei software statistici, sfruttare funzioni integrate per generare visualizzazioni avanzate (boxplot, heatmap, scatterplot) che migliorano la comprensione e la comunicazione dei risultati.

5. **Automazione e riproducibilità**:
   - Jamovi e SPSS offrono la possibilità di creare script che automatizzano i processi analitici, riducendo il rischio di errore umano e garantendo la riproducibilità delle analisi.
   - Con Jamovi, è possibile integrare script in R per analisi personalizzate.

Consigli pratici:

- Familiarizzare con le funzioni di base di ogni software prima di procedere con analisi complesse.

- Integrare i risultati delle analisi con grafici e tabelle ben strutturati per una presentazione chiara e professionale.
- Mantenere una documentazione accurata dei passaggi e delle impostazioni utilizzate durante le analisi per facilitare verifiche e aggiornamenti futuri.

L'uso strategico di questi strumenti consente al medico competente di trasformare i dati anonimi collettivi in informazioni utili e facilmente interpretabili, migliorando la qualità della relazione sanitaria annuale e supportando le decisioni basate su evidenze.

1.5.4.1 Utilizzo Pratico di Excel per la Gestione dei Dati Collettivi Anonimi

Per rendere la gestione dei dati collettivi anonimi più semplice ed efficace, questo libro include una guida pratica sull'utilizzo avanzato di **Excel**. Di seguito, vengono illustrati alcuni strumenti e tecniche che possono essere applicati per ottimizzare il processo di raccolta, analisi e presentazione dei dati:

1. **Modelli Preimpostati**: Utilizzare modelli di fogli Excel con campi predefiniti, come età, genere, esposizione, e risultati clinici, facilita la standardizzazione dei dati e riduce errori nell'inserimento.

2. **Tabelle Pivot**: Le tabelle pivot consentono di raggruppare i dati in base a variabili di interesse e generare report personalizzati con pochi clic. Ad esempio, è possibile calcolare la distribuzione dei casi di malattia per fascia d'età o sesso.

3. **Funzioni Statistiche**: Excel offre una serie di funzioni integrate utili per l'analisi descrittiva dei dati, tra cui:
    - **MEDIA**: Calcolo della media dei valori.
    - **MEDIANA**: Identificazione del valore centrale.

- MODA: Determinazione del valore più frequente.

4. **Formule Condizionali**: Con l'utilizzo di regole di formattazione condizionale, è possibile evidenziare automaticamente valori critici, come risultati fuori norma o categorie di rischio elevato.

5. **Automatizzazione con Macro**: Le macro permettono di registrare e automatizzare operazioni ripetitive, come l'aggiornamento di report periodici o la generazione di grafici. Questo riduce significativamente i tempi di lavoro e minimizza gli errori.

6. **Esportazione dei Dati**: Excel consente di esportare facilmente i dati in formati compatibili (.csv o .sav) per l'utilizzo in software statistici come SPSS o Jamovi, permettendo analisi più avanzate.

7. **Visualizzazione dei Dati**: Grazie a strumenti per la creazione di grafici, è possibile realizzare visualizzazioni efficaci, come istogrammi, diagrammi a torta e boxplot, utili per presentare i risultati in modo chiaro e professionale.

8. **Errori Comuni da Evitare**: Per garantire l'affidabilità dei dati, è fondamentale evitare errori come duplicazione di record, campi incompleti o formattazioni incoerenti.

Questi strumenti consentono ai medici competenti di semplificare la gestione dei dati collettivi, migliorare la qualità delle analisi e ottimizzare la redazione della relazione sanitaria annuale.

1.5.5 Sorveglianza sanitaria come protocollo di ricerca: un'opportunità per la scienza

La sorveglianza sanitaria, oltre a rappresentare uno strumento indispensabile per la tutela della salute dei lavoratori, può essere considerata, a tutti gli effetti, un protocollo di ricerca applicata.

Questo parallelismo si fonda su diversi elementi: la definizione di obiettivi specifici (valutare e prevenire i rischi per la salute), la standardizzazione dei metodi di raccolta dati, l'adozione di strumenti validati (come questionari o esami diagnostici), e l'analisi dei risultati secondo principi scientifici.

Come avviene in un protocollo di ricerca, anche nella sorveglianza sanitaria i dati devono essere raccolti in modo rigoroso, seguendo procedure standardizzate che garantiscano l'affidabilità e la validità delle informazioni. La misurazione di parametri biologici (ad esempio, pressione arteriosa, frequenza cardiaca, indici di massa corporea) e la somministrazione di strumenti come questionari psicosociali richiedono personale adeguatamente formato e l'uso di metodologie riconosciute a livello scientifico. Inoltre, l'elaborazione e l'interpretazione dei dati devono avvenire rispettando criteri statistici, con particolare attenzione all'eventuale presenza di bias e alla generalizzabilità dei risultati.

La possibilità di analizzare i dati raccolti nell'ambito della sorveglianza sanitaria non si esaurisce in un obbligo normativo, ma rappresenta anche un'opportunità per contribuire alla conoscenza scientifica. I risultati aggregati, anonimizzati e opportunamente interpretati, possono infatti essere oggetto di pubblicazione su riviste scientifiche nazionali e internazionali. Per fare ciò, tuttavia, è necessario pianificare il protocollo di sorveglianza sanitaria con la stessa attenzione che si riserva a uno studio clinico o epidemiologico, considerando aspetti quali il disegno dello studio, la numerosità del campione, la validità e affidabilità degli strumenti utilizzati, e l'ottenimento del consenso informato per eventuali finalità di ricerca.

La pubblicazione di dati derivanti dalla sorveglianza sanitaria offre molteplici vantaggi: contribuisce a migliorare la comprensione delle relazioni tra esposizioni lavorative e salute, consente di sviluppare interventi preventivi più mirati e condivisi a livello internazionale, e valorizza il ruolo del medico competente come figura chiave non solo nella prevenzione, ma anche nella produzione di conoscenza scientifica.

1.6 Le sanzioni a carico del medico competente

Nel caso in cui il medico competente non ottemperi all'obbligo previsto dall'art. 21 comma 1 lettera i, comunicando per iscritto i risultati della sorveglianza sanitaria, è prevista a suo carico, oltre all'obbligo di ottemperare al precetto, una sanzione amministrativa pecuniaria da 600 a 2000 euro circa (art. 58, co. 1, lett. d del D.lgs. 81/2008).

1.7 Utilizzo delle informazioni per la valutazione dei rischi

Nei casi in cui non sia prevista e/o non venga convocata dal datore di lavoro la riunione periodica, il medico competente non avrebbe l'obbligo di preparare la relazione sanitaria con i dati anonimi collettivi. Tuttavia, alcuni articoli del D.lgs. 81/2008 obbligano comunque il medico competente a segnalare al datore di lavoro le eventuali anomalie o gli effetti pregiudizievoli per lo stato di salute dei lavoratori imputabili all'esposizione al rischio. Tale "feedback" può essere fornito attraverso una relazione sanitaria che, in forma anonima e senza violare la privacy del lavoratore, indichi al datore di lavoro le criticità emerse.

Per esempio:

Nel caso degli agenti fisici, il datore di lavoro deve sottoporre a revisione la valutazione dei rischi ogni quattro anni o quando i risultati della sorveglianza sanitaria lo richiedano (art. 181).

Per gli agenti chimici, biologici, cancerogeni e mutageni, il medico competente deve segnalare qualsiasi anomalia rilevata, obbligando il datore di lavoro a rivedere le misure di prevenzione (artt. 229, 279, 242).

Questo approccio consente di attuare interventi personalizzati per proteggere lavoratori ipersuscettibili o ridurre rischi residui, garantendo una gestione dinamica e basata su evidenze scientifiche.

1.8 Allegato 3B e differenze con i dati anonimi collettivi

L'art. 40 del D.Lgs 81/08 ha introdotto per il medico competente, al fine di favorire un utile rapporto di questi con il Servizio Sanitario Nazionale, l'obbligo di inviare alla ASL del territorio, entro il primo trimestre dell'anno successivo all'anno di riferimento, esclusivamente per via telematica, le informazioni elaborate evidenziando le differenze di genere relative ai dati aggregati sanitari e di rischio dei lavoratori sottoposti a sorveglianza sanitaria, secondo il modello definito allegato 3B. In caso di inottemperanza, la sanzione amministrativa pecuniaria per il medico competente va da 1.000 a 4.000 euro. I contenuti e le modalità di trasmissione delle informazioni sono stati definiti con il Decreto Interministeriale del 9 luglio 2012.

Conclusioni

La sorveglianza sanitaria e la relazione sanitaria annuale sono strumenti fondamentali per garantire il miglioramento continuo della salute e sicurezza nei luoghi di lavoro. Attraverso l'utilizzo di dati anonimi collettivi e di strumenti tecnologici, il medico competente può assumere un ruolo chiave nella promozione della salute e nella prevenzione dei rischi lavorativi, contribuendo a creare ambienti di lavoro più sicuri e salubri.

Riferimenti bibliografici

1. Chirico F, Magnavita N. Dati anonimi collettivi e dati aggregati. In Medicina del Lavoro Pratica di Magnavita N. Milano: Wolters Kluwer Italia; 2018, pp. 227-238.
2. D'Orsi F, Narda R, Scarlini F, Valenti E. La sorveglianza sanitaria dei lavoratori. III Edizione. Roma: EPC; 2009. pp 141-148.
3. INAIL. Sorveglianza epidemiologica negli ambienti di lavoro e di vita.
4. Magnavita N. Applicazione di modelli organizzativi originali per la prevenzione del rischio chimico in aziende di diverse dimensioni. Metodo A.S.I.A. Roma: Istituto Italiano di Medicina Sociale; 2014.
5. Ministero della Salute, INAIL, Coordinamento Tecnico Interregionale della prevenzione nei luoghi di lavoro. Allegato 3B del D.Lgs 81/08 Prime analisi dei dati inviati dai medici competenti ai sensi dell'art. 40. Roma: Ministero della Salute; 2013.
6. Ministero della Salute. Dipartimento Generale di Prevenzione. FAQ - Medici competenti, trasmissione dei dati sanitari e di rischio dei lavoratori; 2014.
7. Decreto interministeriale del 9 luglio 2012. Contenuti e modalità di trasmissione delle informazioni relative ai dati aggregati sanitari e di rischio dei lavoratori.
8. Marinaccio A, Di Marzio D, Binazzi A, Napoli G, Businelli A, Crema M, et al. I dati sanitari aggregati e di rischio dei lavoratori sottoposti a sorveglianza sanitaria. Med Lav. 2010;101:252-261.

Capitolo 2. Struttura e Contenuto della Relazione Sanitaria Annuale

2.1 I requisiti minimi della relazione sanitaria annuale

Il D.Lgs. 81/2008 prescrive l'obbligo per il medico competente di presentare i dati anonimi collettivi ai soggetti della linea operativa (datore di lavoro), consultiva (RSPP) e rappresentativa (RLS). Tuttavia, non esistono norme di legge o tecniche né linee guida che forniscano indicazioni dettagliate sui requisiti e sulle modalità di redazione. Dalla lettura del dettato normativo si ricavano alcune caratteristiche essenziali:

- **Forma scritta:** La relazione deve essere redatta per iscritto, così da poter essere allegata al verbale della riunione periodica annuale (art. 35, comma 5, D.Lgs. 81/2008).

- **Rispetto della privacy:** I dati devono essere anonimi, tutelando la riservatezza dei lavoratori e rispettando il segreto professionale, anche se questa condizione può risultare complessa nelle piccole aziende.

- **Forma collettiva:** La relazione deve trattare dati riferiti a gruppi omogenei di lavoratori con esposizioni simili ai rischi, evitando di riportare informazioni individuali.

- **Periodicità:** La relazione è redatta annualmente e presentata alla riunione periodica.

La relazione sanitaria annuale non deve limitarsi a una mera elencazione di dati anonimi collettivi, ma deve includere i risultati complessivi della sorveglianza sanitaria svolta nell'anno, con approfondimenti sui rilievi emersi dagli accertamenti clinico-strumentali (D'Orsi et al., 2008).

2.2 Le funzioni della relazione sanitaria annuale

Oltre a soddisfare gli obblighi normativi, la relazione sanitaria annuale può avere ulteriori funzioni:

1. **Strumento informativo:** Fornisce informazioni agli organi di vigilanza sulle attività sanitarie svolte.
2. **Documentazione degli obblighi:** Dimostra l'adempimento di obblighi quali il sopralluogo degli ambienti di lavoro, l'esecuzione delle visite mediche e la collaborazione alla valutazione dei rischi.
3. **Valutazione e prevenzione:** Consente di analizzare criticità e proporre misure correttive o migliorative.

La relazione sanitaria deve quindi restituire ai destinatari (datore di lavoro, RSPP, RLS) i risultati delle attività programmate ed eseguite, rappresentando un punto di partenza per il miglioramento continuo della gestione della salute e sicurezza aziendale (Chirico e Magnavita, 2018).

2.3 La relazione sanitaria nei contesti complessi

In aziende con più medici competenti, la suddivisione dei compiti deve essere chiarita dal datore di lavoro e formalizzata nella lettera di nomina e nel documento di valutazione dei rischi. Ogni medico competente dovrebbe:

- Redigere una relazione sanitaria basata sull'attività di propria competenza.
- Applicare metodologie comuni per garantire confrontabilità dei dati.

La relazione sanitaria deve essere predisposta solo dopo l'esecuzione di tutte le visite mediche previste.

2.4 Criticità nella scelta degli indicatori di danno e salute

La trasformazione del mondo del lavoro e l'introduzione di nuovi rischi richiedono indicatori di salute e danno più sofisticati rispetto ai tradizionali parametri quantitativi come il numero di infortuni o malattie professionali. Tra le principali criticità:

- **Nuovi rischi:** Lavoro in età avanzata, stress lavoro-correlato, tecnostress, e rischi legati alle nuove tecnologie e modalità di lavoro (es. smart working).

- **Indicatori pre-clinici:** Marker biologici e screening per individuare danni in fase precoce.

- **Diversità individuali:** Differenze legate a età, sesso, provenienza geografica e tipologia contrattuale (art. 28, D.Lgs. 81/2008).

Indicatori mirati e strumenti standardizzati sono fondamentali per raccogliere dati utili a prevenzione e diagnosi precoce.

2.5 Struttura e contenuti della relazione sanitaria annuale

2.5.1 Parte introduttiva

La parte introduttiva dovrebbe includere:

- Informazioni generali sull'azienda.
- Data e oggetto dell'incarico.
- Sintesi delle attività collaborative svolte dal medico competente (es. sopralluoghi, incontri per la valutazione dei rischi, organizzazione del primo soccorso, ecc.).

2.5.2 Dati sanitari raccolti

La relazione dovrebbe riportare:

1. **Numero di lavoratori sottoposti a sorveglianza sanitaria.**

2. **Tipologie di visite mediche effettuate:** Preventive, periodiche, a richiesta del lavoratore, ecc.
3. **Esiti delle visite mediche:** Giudizi di idoneità e alterazioni rilevate.
4. **Indicatori di rischio:** Anomalie correlate a esposizioni specifiche (agenti fisici, chimici, biologici, cancerogeni, mutageni).

2.5.3 Analisi e discussione

L'analisi dei dati dovrebbe:

- Identificare criticità e proporre soluzioni mirate.
- Evidenziare risultati significativi, come alterazioni emerse da monitoraggi biologici o ambientali.
- Includere strumenti statistici per valutare l'associazione tra esposizioni e outcome di salute (es. Odds Ratio, Rischio Relativo).

2.5.4 Conclusioni e raccomandazioni

La relazione dovrebbe concludersi con:

- Suggerimenti per migliorare la prevenzione.
- Proposte per aggiornare il protocollo sanitario e la valutazione dei rischi.

2.6 Strumenti e risorse per una relazione efficace

2.6.1 Questionari validati

L'utilizzo di questionari validati può migliorare la raccolta di dati sanitari. Esempi:

- **Nordic Musculoskeletal Questionnaire (Gobba et al., 2008):** Per valutare sintomi muscoloscheletrici.

- **General Health Questionnaire (Piccinelli et al., 1993):** Per rilevare lo stato di salute generale.
- **Questionari per rischi psicosociali (Magnavita, 2008):** Per valutare lo stress lavoro-correlato e altri rischi psicosociali.

2.6.2 Test strumentali

Esempi di test utili includono:

- **Esami audiometrici:** Per rilevare deficit uditivi correlati al rumore.
- **Monitoraggio biologico:** Per agenti chimici con valori limite biologici, come il piombo.

2.7 Nuovi indicatori per la medicina del lavoro

Indicatori innovativi dovrebbero:

- Tenere conto delle differenze di genere e di rischio.
- Essere sensibili e specifici per i rischi lavorativi individuati.
- Favorire il monitoraggio a lungo termine per individuare effetti subclinici o pre-clinici.

L'adozione di tali indicatori contribuirà a una gestione più efficace e mirata della salute e sicurezza sul lavoro, adattandosi alle nuove sfide del contesto lavorativo contemporaneo.

Riferimenti bibliografici

1. Chirico F, Magnavita N. Dati anonimi collettivi e dati aggregati. In Medicina del Lavoro Pratica di Magnavita N. Milano: Wolters Kluwer Italia; 2018, pp. 227-238.
2. D'Orsi F, Narda R, Scarlini F, Valenti E. La sorveglianza sanitaria dei lavoratori. III Edizione. Roma: EPC; 2009. pp 141-148.

3. Gobba F, Ghersi R, Martinelli S, Richeldi A, Clerici P, Grazioli P. Italian translation and validation of the Nordic IRSST standardized questionnaire for the analysis of musculoskeletal symptoms. Med Lav. 2008 Nov-Dec;99(6):424-43.
4. Piccinelli M, Bisoffi G, Bon MG, Cunico L, Tansella M. Validity and Test-Retest Reliability of the Italian Version of the 12-Item General Health Questionnaire in General Practice: A Comparison Between Three Scoring Methods. Compr Psychiatry 1993; 34: 198-205.
5. Magnavita N. [Questionnaires for psychosocial risk assessment at work]. G Ital Med Lav Ergon. 2008 Jan-Mar;30(1 Suppl A):A87-97.
6. Magnavita N. [Health surveillance of workers in indoor environments. Application of the Italian version of the MM040/IAQ questionnaire]. Med Lav. 2014 May-Jun;105(3):174-86.
7. Sacco A. Guida all'attività del medico competente. Roma: Epc; 2012. pp 110-113.

Capitolo 3. Strumenti per la Relazione Sanitaria Annuale: l'Epidemiologia Occupazionale

3.1 La Medicina del Lavoro basata sulle evidenze scientifiche

La normativa vigente (D.Lgs. 81/2008) impone al medico competente (MC) di programmare e realizzare la sorveglianza sanitaria attraverso protocolli definiti in funzione dei rischi specifici e basati sugli indirizzi scientifici più avanzati (art. 25, comma e, lett. b). L'attività del MC deve essere svolta secondo i principi della Medicina del Lavoro e il codice etico della Commissione Internazionale di Salute Occupazionale (art. 39, comma 1).

Secondo l'Organizzazione Internazionale del Lavoro (ILO), un programma di sorveglianza sanitaria deve essere giustificato eticamente e scientificamente. Questo approccio richiede che il MC applichi metodologie basate sull'evidenza (Evidence-Based Medicine, EBM) e sulla valutazione critica della letteratura scientifica (Brownson et al., 2010).

Nonostante il consenso sull'importanza di un approccio evidence-based in Medicina del Lavoro (Manzoli et al., 2015; Franco, 2005), ci sono ancora criticità che ne limitano l'applicazione, come:

- **Dominanza del principio di precauzione:** A volte si preferisce eseguire esami non strettamente necessari per evitare rischi futuri.

- **Influenza di fattori non clinici:** Le esigenze di lavoratori, datori di lavoro e società influenzano le decisioni.

- **Assenza di trial clinici randomizzati:** Mancano studi rigorosi sull'efficacia degli interventi di prevenzione.

Un approccio evidence-based riduce il contenzioso medico-legale offrendo criteri trasparenti e oggettivi per formulare giudizi di idoneità e per valutare le misure preventive (Franco & Mora, 2010).

3.2 L'epidemiologia occupazionale: definizione e obiettivi

L'epidemiologia è definita come lo studio della distribuzione e dei determinanti delle condizioni di salute in popolazioni specifiche e l'applicazione di questo studio per controllare i problemi di salute (Last, 1988). L'epidemiologia occupazionale si concentra sui lavoratori, con tre principali obiettivi:

1. **Descrivere i fenomeni morbosi e i relativi fattori di rischio.**
2. **Classificare i fattori di rischio secondo il loro ruolo (causale, concausale, non causale).**
3. **Verificare l'efficacia delle misure di prevenzione adottate** (Bertazzi, 1981).

Un esempio significativo dell'epidemiologia moderna è lo studio di John Snow sul colera a Londra nel 1854, che evidenziò il ruolo dell'acqua contaminata nella diffusione della malattia.

3.3 Tipologia degli studi epidemiologici

Gli studi epidemiologici si dividono in:

3.3.1 Studi osservazionali

- **Descrittivi:** Misurano prevalenza e distribuzione di malattie o esposizioni. Esempio: le statistiche INAIL sugli infortuni lavorativi.
- **Analitici:** Analizzano associazioni tra esposizione e malattia. Si distinguono in:

- Trasversali ("Cross-sectional"): Analizzano dati in un momento specifico, utili per valutare la prevalenza di malattie professionali.
- Caso-controllo ("case-control"): Retrospettivi, studiano malattie rare identificando esposizioni passate.
- Studi di coorte ("Cohort studies"): Longitudinali, seguono gruppi esposti e non esposti nel tempo per misurare incidenze.

3.3.2 Studi sperimentali

Gli studi sperimentali introducono un intervento per valutarne gli effetti. Sono complessi e necessitano di approvazione etica. Un esempio è il disegno "crossover," che utilizza i soggetti come controllo di se stessi (Jaakkola et al., 1994).

Tabella 1: Confronto tra studi caso-controllo e di coorte

Caratteristica	Studio Caso-Controllo	Studio di Coorte
Obiettivo	Studiare esposizioni passate	Valutare incidenze di malattie
Disegno	Retrospettivo	Longitudinale
Applicazione	Malattie rare	Esposizioni comuni
Durata	Breve	Lunga
Costo	Basso	Alto
Misura di associazione	Odds Ratio	Risk Ratio, Incidence Rate

3.4 Strumenti per l'epidemiologia occupazionale

3.4.1 Database e software

L'utilizzo di software statistici (es. SPSS, R) e fogli di calcolo preimpostati per raccogliere e analizzare i dati facilita l'applicazione dell'epidemiologia nelle attività di sorveglianza sanitaria (Magnavita, 2008).

3.4.2 Indicatori di salute

Indicatori come prevalenza, incidenza e tassi standardizzati sono essenziali per valutare l'efficacia delle misure preventive. Ad esempio, il Nordic Musculoskeletal Questionnaire aiuta a identificare sintomi muscoloscheletrici nei lavoratori esposti a posture scorrette (Gobba et al., 2008).

3.5 Applicazioni pratiche

L'epidemiologia occupazionale può essere applicata per:

- Valutare il nesso causale tra esposizioni e malattie.
- Misurare l'efficacia di interventi di prevenzione.
- Elaborare dati anonimi collettivi (DAC) per migliorare la prevenzione.

Figura 1: Esempio di curva dose-risposta in uno studio di coorte

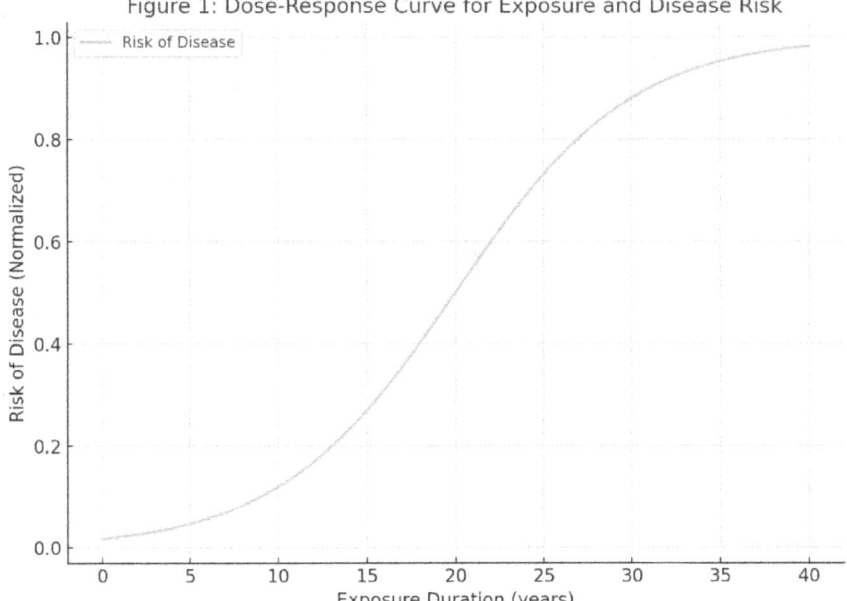

Figure 1: Dose-Response Curve for Exposure and Disease Risk

Riferimenti Bibliografici

1. Bertazzi PA. Epidemiologia occupazionale: principi e applicazioni. Milano: Franco Angeli; 1981.

2. Brownson RC, Baker EA, Leet TL, Gillespie KN, True WR. Evidence-Based Public Health. Oxford University Press; 2010.

3. Chirico F, Magnavita N. Dati anonimi collettivi e dati aggregati. In: Magnavita N. Medicina del Lavoro Pratica. Milano: Wolters Kluwer Italia; 2018.

4. Franco G, Mora E. Occupational health practice among law, evidence and ethics: a field study. G Ital Med Lav Ergon. 2010;32(4 Suppl):83-7.

5. Gobba F, Ghersi R, Martinelli S, et al. Validation of the Nordic IRSST standardized questionnaire. Med Lav. 2008;99(6):424-43.

6. Manzoli L, Sotgiu G, Magnavita N, et al. Evidence-based approach for occupational health. Epidemiol Prev. 2015;39(4 Suppl 1):81-5.

Capitolo 4. Limiti, bias e fattori di confondimento in una ricerca scientifica

4.1 I principali limiti nella progettazione e conduzione di studi epidemiologici

Progettare e condurre un buon studio epidemiologico è una sfida che richiede scelte ponderate tra esigenze teoriche e fattibilità pratica, considerando risorse, mezzi e vincoli di tempo. Gli errori più rilevanti in una ricerca epidemiologica sono i bias, ovvero distorsioni sistematiche introdotte dal ricercatore. Questi possono compromettere la validità dei risultati, portando a conclusioni errate o fuorvianti.

Un bias è un errore sistematico che può alterare la validità interna ed esterna dello studio. I bias si dividono in due categorie principali:

1. **Bias di selezione**
2. **Bias di informazione**

Inoltre, i fattori di confondimento e specifici effetti come l'"effetto lavoratore sano" rappresentano ulteriori sfide metodologiche.

4.2 Bias di selezione

Il bias di selezione si verifica nella fase di campionamento o di arruolamento dei partecipanti. Questo bias compromette la **validità esterna**, rendendo i risultati non generalizzabili alla popolazione target.

Tipologie di bias di selezione:

- **Undercoverage**: Il campione non rappresenta adeguatamente la popolazione target.

- **Non-response bias**: Differenze significative tra i partecipanti e i non partecipanti allo studio.
- **Loss to follow-up**: Perdite al follow-up che influenzano la validità dello studio longitudinale.
- **Allocazione errata**: Nei trial randomizzati, una distribuzione non corretta dei partecipanti può compromettere la validità interna.

4.3 Bias di informazione

Il bias di informazione riguarda errori sistematici nella raccolta dei dati, influenzando la **validità interna**. Una forma comune è la **misclassificazione**, ossia l'errata classificazione dei partecipanti rispetto all'esposizione o all'esito.

Esempi di bias di informazione:

- **Recall bias**: Gli esposti ricordano più dettagliatamente rispetto ai non esposti.
- **Interviewer bias**: L'intervistatore è influenzato dallo status di esposizione o malattia.
- **Errori di misurazione**: Strumenti non standardizzati o non validati.

Per minimizzare questi bias, è fondamentale utilizzare strumenti standardizzati e addestrare gli intervistatori.

Figura 1. Tipologie di bias di informazione e loro effetti

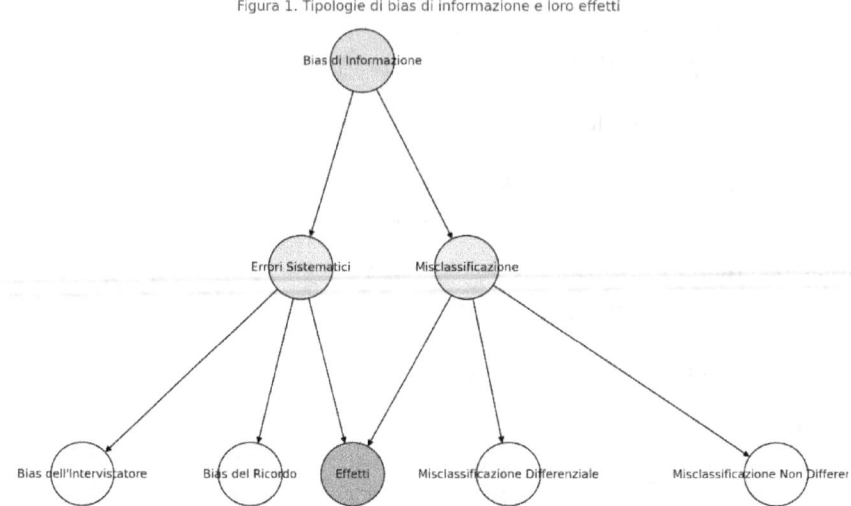

Figura 1. Tipologie di bias di informazione e loro effetti

4.4 Il fattore di confondimento

Un fattore di confondimento è una variabile associata sia all'esposizione sia all'esito, ma non è un intermediario nella catena causale. Per esempio, l'età è un confondente comune in molti studi epidemiologici.

Metodi per gestire il confondimento:

1. **Restrizione**: Limitare il campione a soggetti con caratteristiche omogenee.

2. **Appaiamento (matching)**: Creare coppie di soggetti esposti e non esposti con caratteristiche simili.

3. **Stratificazione**: Analizzare i dati separatamente per ciascun livello del confondente.

4. **Modelli statistici**: Uso di regressioni multivariate per controllare i confondenti.

Tabella 1. Metodi per gestire il confondimento

Metodo	Vantaggi	Svantaggi
Restrizione	Facile da implementare	Riduce la dimensione del campione
Matching	Controlla confondenti specifici	Richiede risorse e pianificazione
Stratificazione	Facilmente interpretabile	Limitato a pochi confondenti
Modelli statistici	Gestisce più confondenti	Richiede competenze avanzate

4.5 L'effetto lavoratore sano

L'effetto lavoratore sano è un bias di selezione peculiare in epidemiologia occupazionale. I lavoratori tendono ad avere uno stato di salute migliore rispetto alla popolazione generale. Questo fenomeno può alterare i confronti tra lavoratori e non lavoratori, sottostimando i rischi lavorativi.

Strategie per gestire l'effetto lavoratore sano:

- Confrontare gruppi di lavoratori con condizioni di esposizione differenti piuttosto che confrontarli con la popolazione generale.
- Valutare le differenze nei tassi di abbandono tra i gruppi di esposizione.

Figura 2. Meccanismi dell'effetto lavoratore sano

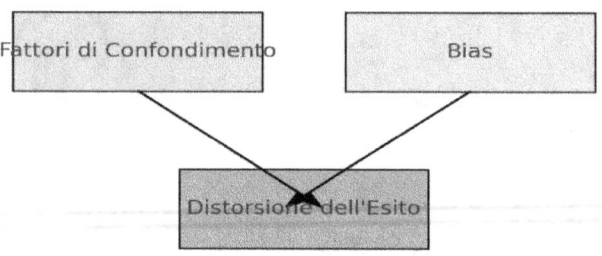

Figura 2: Relazione tra Fattori di Confondimento, Bias e Distorsione dell'Esito.
I fattori di confondimento e i bias interagiscono influenzando la validità dell'esito.

4.6 Bias e validità degli studi

Il controllo dei bias è essenziale per garantire la validità degli studi epidemiologici. La validità interna assicura che i risultati siano accurati per il campione studiato, mentre la validità esterna ne determina la generalizzabilità.

Strumenti per migliorare la validità:

1. **Progettazione accurata**: Definizione chiara del campione e dei criteri di inclusione/esclusione.

2. **Standardizzazione**: Utilizzo di protocolli uniformi per la raccolta dei dati.

3. **Analisi statistica appropriata**: Correzione per bias e confondenti.

Tabella 2. Differenze tra validità interna ed esterna

Caratteristica	Validità interna	Validità esterna
Definizione	Accuratezza dei risultati	Generalizzabilità dei risultati
Obiettivo	Eliminare errori sistematici	Applicare i risultati ad altre popolazioni
Fattori influenti	Bias, confondenti	Rappresentatività del campione

4.7 Conclusioni

La gestione dei bias e dei confondenti è un elemento cruciale nella progettazione e conduzione di studi epidemiologici. Attraverso l'adozione di metodologie rigorose e il controllo dei fattori di confondimento, è possibile migliorare sia la validità interna che quella esterna degli studi.

Riferimenti bibliografici

1. Friedman GD. Primer of Epidemiology. 5th ed. New York: McGraw-Hill; 1995.
2. Epidemiologia e Prevenzione. Il fattore di confondimento; 2011. Disponibile su: [URL]
3. Isola M, Palese A. Bias e limiti negli studi osservazionali. Rivista di Medicina del Lavoro; 2014.
4. Seeber A, et al. The healthy worker effect in occupational epidemiology. Occup Med; 1978.

5. Ogle W. The mortality in the Registration Districts of England and Wales. J Stat Soc; 1885.

Capitolo 5. Il Campionamento nella Ricerca Epidemiologica e in Medicina del Lavoro

5.1 Introduzione al Campionamento nella Ricerca Epidemiologica

Il campionamento rappresenta uno degli aspetti fondamentali nella pianificazione e conduzione di uno studio epidemiologico. La selezione di un campione rappresentativo è cruciale per garantire **la validità esterna** della ricerca, ovvero la possibilità di generalizzare i risultati dalla popolazione del campione alla popolazione target. L'assenza di rappresentatività introduce errori sistematici, compromettendo l'utilità dello studio.

5.2 Errori di Campionamento

L'errore di campionamento o "sampling error" rappresenta la tendenza di una statistica a non riflettere con precisione i parametri della popolazione target. Esso può derivare dalla scelta di un campione non adeguato o dalla **variabilità campionaria**. Anche in assenza di bias, una statistica derivata da un campione non rappresentativo non potrà essere generalizzata. Questo problema è particolarmente evidente negli studi trasversali o di prevalenza, dove spesso non è possibile esaminare l'intera popolazione per ragioni economiche o logistiche.

La Tabella 1 sintetizza le principali caratteristiche e differenze tra errori sistematici e variabilità campionaria.

Errore di campionamento	Causa	Effetto
Bias sistematico	Metodo di selezione	Risultati non

Errore di campionamento	Causa	Effetto
	non casuale	generalizzabili
Variabilità campionaria	Variabilità intrinseca nel campionamento	Diminuzione della precisione delle stime

5.3 Metodi di Campionamento

La scelta del metodo di campionamento è determinante per evitare bias e garantire la qualità dei risultati. I metodi principali includono:

1. **Campionamento casuale semplice**: ogni individuo ha la stessa probabilità di essere selezionato. Questo metodo garantisce un'elevata rappresentatività, ma può essere difficile da applicare in popolazioni molto grandi.

2. **Campionamento sistematico**: si selezionano individui a intervalli regolari (ad esempio, ogni N-esimo individuo in una lista). Questo metodo è pratico ma rischia di introdurre bias se il criterio di selezione è correlato al fenomeno studiato.

3. **Campionamento a grappolo**: la popolazione viene divisa in cluster omogenei, e la selezione avviene all'interno di ciascun cluster. Sebbene sia un metodo economico, può sottostimare la variabilità interindividuale.

4. **Campionamento stratificato**: la popolazione viene suddivisa in strati omogenei (ad esempio per età, sesso, livello di esposizione) e il campionamento avviene all'interno di ciascuno strato. Questo metodo è ideale per migliorare la rappresentatività del campione.

Figura 1. Processo di selezione del campione

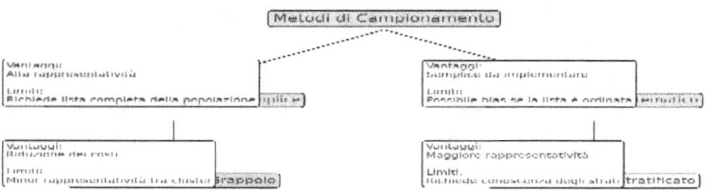

5.4 Dimensione del Campione

La dimensione del campione è strettamente legata alla **potenza statistica** dello studio. Una dimensione insufficiente può portare a risultati non significativi o imprecisi, anche in presenza di un effetto reale. I principali fattori da considerare includono:

- **Prevalenza del fenomeno**: un fenomeno raro richiede un campione più ampio.
- **Variabilità interindividuale**: maggiore è la variabilità, maggiore deve essere la dimensione del campione.
- **Precisione desiderata**: stime più precise richiedono campioni più grandi.

La Tabella 2 riassume il calcolo della dimensione campionaria in base alla prevalenza attesa e al livello di confidenza desiderato.

Prevalenza attesa (%)	Dimensione del campione (per un IC del 95%)
5	385
10	96
20	64

Prevalenza attesa (%)	Dimensione del campione (per un IC del 95%)
50	384

6.5 Considerazioni Specifiche in Medicina del Lavoro

In medicina del lavoro, il campionamento spesso si basa su **campioni di convenienza**, come i lavoratori sottoposti a sorveglianza sanitaria. Questo metodo, sebbene pratico, introduce limitazioni significative in termini di validità esterna. Le caratteristiche dei lavoratori sottoposti a controllo medico sono spesso troppo specifiche per rappresentare l'intera popolazione lavorativa.

Per superare queste limitazioni, è possibile:

1. Stratificare il campione per fattori rilevanti come età, sesso, durata dell'esposizione.
2. Aumentare la dimensione del campione per compensare eventuali errori sistematici.
3. Integrare i dati raccolti con informazioni provenienti da registri nazionali o database epidemiologici.

5.6 Calcolo della Potenza Statistica

Un aspetto critico nella pianificazione dello studio è il **calcolo della potenza statistica**, che garantisce la capacità di rilevare un'associazione significativa. Questo calcolo considera:

- **Errore di tipo I (α)**: la probabilità di rifiutare un'ipotesi nulla vera.
- **Errore di tipo II (β)**: la probabilità di non rifiutare un'ipotesi nulla falsa.

La Figura 2 illustra la relazione tra la dimensione del campione e la potenza statistica.

Figura 2: Relazione tra dimensione del campione e potenza statistica

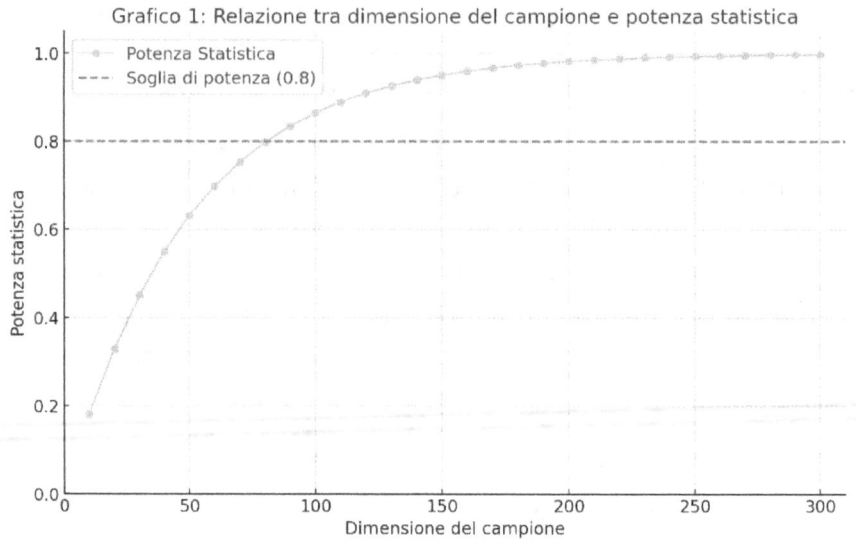

Grafico 1: Relazione tra dimensione del campione e potenza statistica

5.7 Esempi Pratici di Campionamento

Questa sezione raccoglie e approfondisce esempi pratici per comprendere meglio i concetti teorici descritti.

Esempio 1: Studio sui lavoratori agricoli

Contesto: Si vuole studiare gli effetti dell'esposizione ai pesticidi sui lavoratori agricoli in Italia.

Errore di campionamento: Se vengono inclusi solo lavoratori di aziende del Nord, i risultati non saranno rappresentativi dei lavoratori del Sud o delle piccole aziende familiari. Soluzione: Utilizzare un campionamento stratificato, dividendo i lavoratori per area geografica e selezionando casualmente individui da ciascuna area.

Esempio 2: Studio sugli infermieri ospedalieri

Contesto: Si vuole valutare il burnout negli infermieri. Metodo: Da una lista di tutti gli infermieri di un ospedale si selezionano casualmente 50 partecipanti utilizzando il campionamento casuale semplice.

Vantaggio: Questo metodo garantisce che ogni infermiere abbia uguale probabilità di essere incluso.

Esempio 3: Studio sulla salute respiratoria

Contesto: Si vuole analizzare la salute respiratoria dei lavoratori di un impianto industriale.

Metodo: Campionamento sistematico, selezionando un lavoratore ogni 10 della lista aziendale.

Considerazione: È importante assicurarsi che il criterio di selezione non introduca bias, ad esempio se i nomi nella lista sono ordinati per turno di lavoro.

Esempio 4: Studio sui lavoratori agricoli con campionamento a grappolo

Contesto: Studiare l'incidenza di malattie correlate al lavoro agricolo.
Metodo: I lavoratori vengono suddivisi in cluster geografici (regioni). Si selezionano casualmente alcune regioni e poi alcuni lavoratori da ciascuna regione.

Vantaggio: Riduce i costi e il tempo richiesto per lo studio, ma può introdurre bias se i cluster selezionati non sono rappresentativi.

Esempio 5: Studio sulla sindrome del tunnel carpale

Contesto: Si vuole analizzare la prevalenza della sindrome del tunnel carpale in diversi settori lavorativi.
Metodo: Campionamento stratificato, dividendo i lavoratori in base al settore (manifatturiero, servizi, sanità) e selezionando casualmente individui da ciascun settore.
Beneficio: Garantisce che ciascun settore sia adeguatamente rappresentato, migliorando la validità del campione.

Esempio 6: Dimensione del campione in uno studio su malattie da vibrazioni

Contesto: In uno studio sui lavoratori esposti a vibrazioni, si stima una prevalenza del 10% del fenomeno studiato. Soluzione: Con un margine di errore del 5%, si calcola che il campione minimo necessario per ottenere risultati significativi è di 200 lavoratori.

Nota: Un campione troppo piccolo potrebbe portare a stime inaffidabili o intervalli di confidenza troppo ampi.

Esempio 7: Studio sull'effetto del lavoro notturno

Contesto: Si vuole analizzare l'associazione tra lavoro notturno e disturbi del sonno.

Metodo: Stratificazione dei lavoratori in base agli anni di lavoro notturno e confronto del gruppo.

Risultato atteso: Maggiore esposizione al lavoro notturno correlata a una maggiore incidenza di disturbi del sonno.

5.8 Conclusioni

La pianificazione del campionamento è una fase essenziale per il successo di uno studio epidemiologico. Metodi di campionamento adeguati e calcoli accurati della dimensione del campione garantiscono la validità e la precisione dei risultati. In medicina del lavoro, l'adozione di strategie che combinino campionamento stratificato e ampi campioni casuali può mitigare i limiti derivanti dall'uso di campioni di convenienza.

Riferimenti bibliografici

1. Last JM. A Dictionary of Epidemiology. 4th ed. New York: Oxford University Press; 2001.
2. Cochran WG. Sampling Techniques. 3rd ed. Wiley; 1977.

3. Magnavita N, et al. Evidence-based approach for occupational health. Epidemiol Prev. 2015.

4. Bertazzi PA, et al. Studi epidemiologici e medicina del lavoro. Med Lav. 1981.

5. Seeber A, et al. Healthy worker effect in occupational studies. Am J Ind Med. 1978.

Capitolo 6. Validità di uno studio scientifico

La validità di uno studio scientifico è un concetto centrale nella ricerca epidemiologica, in quanto determina la credibilità, la generalizzabilità e l'applicabilità dei risultati. Essa può essere suddivisa in quattro categorie principali: validità statistica, validità interna, validità esterna e validità di costrutto (Shadish et al., 2002). Ciascuna di queste tipologie affronta aspetti differenti della qualità dello studio.

6.1 Validità Statistica

La validità statistica si concentra su due aspetti fondamentali:

La significatività statistica

La significatività statistica indica la probabilità che i risultati osservati siano dovuti al caso. Il ricercatore stabilisce un livello di significatività (ad esempio, $P<0.05$) prima di avviare lo studio. Questo valore rappresenta la soglia per accettare o rifiutare l'ipotesi nulla.

Errore di tipo I: consiste nel rifiutare un'ipotesi nulla che è in realtà vera. Questo tipo di errore è controllato attraverso la scelta del livello di significatività.

Errore di tipo II: consiste nel non rifiutare un'ipotesi nulla che è falsa. Per ridurre questo errore, è necessaria una potenza statistica adeguata.

La potenza statistica

La potenza statistica rappresenta la capacità di uno studio di identificare una vera associazione o effetto. Essa dipende da:

La dimensione del campione: un campione troppo piccolo riduce la potenza statistica.

La forza dell'effetto: studi che coinvolgono effetti deboli richiedono campioni più grandi.

La variabilità dei dati: minore è la variabilità, maggiore è la potenza statistica.

Esempio Pratico

Un medico competente desidera verificare se un nuovo programma di riduzione dello stress riduce l'assenteismo. Se il campione fosse troppo piccolo, potrebbe non riuscire a rilevare una differenza statisticamente significativa, anche se il programma è effettivamente efficace.

6.2 Validità Interna

La validità interna si riferisce alla capacità dello studio di fornire risultati veri per il campione analizzato. Essa richiede una progettazione rigorosa e l'eliminazione dei fattori di distorsione (bias) che potrebbero compromettere i risultati.

Elementi che influenzano la validità interna:

Bias di selezione: errori nella scelta dei partecipanti (ad esempio, l'effetto lavoratore sano).

Bias di abbandono: perdita differenziale di partecipanti durante il follow-up.

Causalità inversa: problema comune negli studi trasversali in cui non è chiaro se l'esposizione precede l'esito o viceversa.

Esempio Pratico

In uno studio sulla mortalità in una coorte di lavoratori, confrontare il gruppo di lavoratori con la popolazione generale può introdurre un bias, perché i lavoratori tendono a essere più sani (effetto lavoratore sano).

6.3 Validità Esterna

La validità esterna riguarda la generalizzabilità dei risultati dello studio a una popolazione più ampia rispetto al campione studiato.

Criticità comuni:

Specificità della popolazione target: campioni troppo specifici possono rendere i risultati poco applicabili ad altre popolazioni.

Scelta dei controlli: nei disegni caso-controllo, i controlli potrebbero non rappresentare adeguatamente la popolazione generale.

Studi multicentrici: possono migliorare la validità esterna attraverso la replicazione dei risultati su campioni diversi.

Esempio Pratico

Un trial clinico randomizzato su un piccolo gruppo di lavoratori di un'azienda non può necessariamente essere generalizzato a tutti i lavoratori di quel settore, a meno che non si dimostri la replicabilità dei risultati.

6.4 Validità di Costrutto

La validità di costrutto si riferisce alla coerenza tra i risultati ottenuti e il modello teorico o il costrutto di riferimento. Questo tipo di validità è fondamentale per garantire che le variabili utilizzate riflettano effettivamente il fenomeno che si vuole studiare.

Minacce alla validità di costrutto:

Assenza di cieco nei trial clinici: i benefici osservati potrebbero essere influenzati dalla consapevolezza dell'intervento.

Scelta delle variabili: se le variabili non rappresentano adeguatamente il costrutto teorico, i risultati possono essere fuorvianti.

Esempio Pratico

In uno studio sullo stress lavorativo, utilizzare solo il tasso di assenteismo come misura potrebbe non catturare adeguatamente il livello di stress percepito dai lavoratori.

6.5 Relazione tra i Tipi di Validità

La validità interna ed esterna tende a essere inversamente proporzionali: migliorare la validità interna attraverso criteri di selezione stringenti può limitare la validità esterna, riducendo la generalizzabilità. Tuttavia, la validità interna è considerata prioritaria, poiché senza di essa i risultati dello studio non sono credibili.

Esempi di Validità in Studi Epidemiologici

Validità Statistica: uno studio con 50 partecipanti rileva una differenza significativa ($P<0.05$) nell'uso di dispositivi di protezione personale tra due gruppi di lavoratori. Tuttavia, la potenza statistica potrebbe essere insufficiente per generalizzare questi risultati.

Validità Interna: uno studio che confronta lavoratori esposti a rumore con lavoratori d'ufficio potrebbe perdere validità interna se non controlla per fattori di confondimento come l'età o le condizioni di salute preesistenti.

Validità Esterna: uno studio condotto su un campione di lavoratori di un'industria specifica potrebbe non essere applicabile ad altre industrie.

Validità di Costrutto: uno studio che utilizza questionari validati per misurare lo stress lavorativo avrà una maggiore validità di costrutto rispetto a uno che utilizza metriche non standardizzate.

Riferimenti Bibliografici

1. Shadish, W. R., Cook, T. D., & Campbell, D. T. (2002). *Experimental and Quasi-Experimental Designs for Generalized Causal Inference*. Boston: Houghton Mifflin.
2. Assennato, G., et al. (2007). *Manuale di Epidemiologia per la Medicina del Lavoro*. Padova: Piccin.

Capitolo 7. Misure di Frequenza e di Rischio in Epidemiologia Occupazionale

L'epidemiologia occupazionale si avvale di misure di frequenza e di rischio per quantificare fenomeni di salute nei lavoratori e per analizzare i rischi legati a determinati fattori o comportamenti lavorativi. Queste misure costituiscono strumenti fondamentali per comprendere, prevenire e gestire i problemi di salute sul luogo di lavoro.

7.1 Misure di Frequenza

Prevalenza e Incidenza

Le misure di frequenza si distinguono in due principali categorie:

Prevalenza: indica il numero totale di casi di una malattia in una popolazione, in un momento specifico o in un periodo di tempo.

- Esempio: In un'azienda con 500 lavoratori, se ci sono 25 casi di lombalgia in un dato momento, la prevalenza puntuale è calcolata così:

    25/500 x 100 = 5%

Incidenza: rappresenta il numero di nuovi casi di una malattia che si verificano in una popolazione a rischio durante un periodo di tempo specifico.

- **Esempio**: In un anno, se si registrano 10 nuovi casi di ipoacusia tra 200 lavoratori esposti a rumore, l'incidenza annuale è calcolata così:

Incidenza = 10/200 x 1000 = 50 nuovi casi ogni 1000 lavoratori.

Calcolo dei Tassi

I tassi vengono calcolati attraverso la formula:

Tasso=Numero di casi osservati/Popolazione a rischio X K

Dove K è una costante che facilita il confronto (ad esempio, 100, 1000, 10,000).

7.2 Misure di Rischio

Rischio Relativo

Il rischio relativo misura la forza dell'associazione tra un fattore di rischio e una malattia. Si calcola come il rapporto tra il tasso di incidenza negli esposti e il tasso di incidenza nei non esposti:

RR=Incidenza nei non esposti/Incidenza negli esposti

Esempio:

Se il tasso di incidenza di una malattia è di 30/1000 nei lavoratori esposti a una sostanza tossica e di 10/1000 nei non esposti:

RR=30/10=3

Questo indica che i lavoratori esposti hanno un rischio triplo di sviluppare la malattia rispetto ai non esposti.

Rischio Attribuibile (RA)

Il rischio attribuibile (RA) misura la proporzione di casi di malattia che può essere attribuita a un determinato fattore di rischio. Si calcola con la formula:

$Ra = R1 - R0$

Dove:

- $R1$ = Incidenza negli esposti
- $R0$ = Incidenza nei non esposti.

Esempio:

Se il rischio assoluto di una malattia è del 20% nei lavoratori esposti e del 5% nei non esposti, il rischio attribuibile è:

RA=20%–5%=15%

Questo significa che il **15%** dei casi di malattia può essere attribuito all'esposizione al fattore di rischio

Odds Ratio (OR)

L'**Odds Ratio (OR)** è una misura di associazione utilizzata principalmente negli studi caso-controllo per stimare la forza dell'associazione tra un'esposizione e un outcome. Si calcola con la formula:

OR = Odds di esposizione nei casi/Odds di esposizione nei controlli

Esempio:

In uno studio, ci sono 100 casi di malattia, di cui 60 negli esposti (al fattore di rischio) e 40 nei non esposti (al medesimo fattore di rischio). Ci sono, inoltre, 200 controlli, di cui 80 esposti e 120 non esposti.

Calcolo degli Odds:

Odds di esposizione nei casi: 60/40 = 1.5

Odds di esposizione nei controlli: 80/120 = 0.67

Calcolo dell'OR:

OR = 1.5/0.67 = ≈ 2.24

Un **OR di 2.24** indica che l'esposizione aumenta di circa **2.24 volte** la probabilità di sviluppare la malattia rispetto ai non esposti.

Per essere statisticamente significativo, l'**intervallo confidenziale (IC) non deve includere il valore nullo**. L'intervallo confidenziale rappresenta il range di valori entro cui si trova il vero valore dell'OR con un certo livello di confidenza (ad esempio, 95%). In genere, il valore nullo per un OR è **1**. Questo significa che se l'intervallo confidenziale include il valore di 1 (o meno), non c'è associazione tra l'esposizione e l'outcome. Se l'IC **non include il valore 1**, l'OR è statisticamente significativo.

Esempio pratico:

- Supponiamo di calcolare un OR = 2.24 con un IC 95% = [1.5 – 3.0].
    - Poiché l'intervallo **non include 1**, l'associazione è statisticamente significativa (ad esempio, $p<0.05$ o meglio).
- Se invece l'IC fosse [0.8 – 3.5], l'OR **non sarebbe significativo**, poiché include il valore 1.

La significatività non dipende dal fatto che l'intervallo includa il valore calcolato dell'OR, ma dal fatto che **esclude il valore nullo (1)**. Per $p<0.01$, la significatività dipenderà inoltre dalla dimensione del campione e dalla precisione della stima.

7.4 Standardizzazione dei Tassi

La standardizzazione consente di confrontare i tassi tra popolazioni con caratteristiche diverse (ad esempio, età, sesso). Si distingue in:

- **Standardizzazione diretta**: si utilizzano tassi specifici per sottogruppi di popolazione.
- **Standardizzazione indiretta**: si utilizzano tassi di riferimento da una popolazione standard.

Esempio di Standardizzazione Diretta

Due gruppi di lavoratori, A e B, hanno tassi di lombalgia differenti. Dopo la standardizzazione per età, si osserva che il tasso di lombalgia in A è del 15%, mentre in B è del 10%. Questo consente un confronto più accurato, eliminando l'effetto dell'età.

7.5 Applicazioni in Medicina del Lavoro

Le misure di frequenza e rischio trovano applicazione in numerosi ambiti della medicina del lavoro:

- **Analisi dell'assenteismo**: confrontare il tasso di assenze per malattia in due reparti di un'azienda può rivelare problemi ambientali o organizzativi.
- **Valutazione di interventi preventivi**: l'implementazione di dispositivi di protezione individuale può ridurre il tasso di incidenza di una malattia professionale.
- **Monitoraggio della salute dei lavoratori**: i tassi di prevalenza e incidenza possono evidenziare cambiamenti nel rischio associato a nuovi processi produttivi o sostanze chimiche.

Esempi Pratici

1. **Prevalenza di lombalgia nei videoterminalisti**
   In un'azienda con 200 lavoratori, si osservano 40 casi di lombalgia. Il tasso di prevalenza è 40/200×100=20%

2. **Incidenza di ipoacusia nei lavoratori esposti a rumore**
   Su 100 lavoratori monitorati per 5 anni, 10 sviluppano ipoacusia. Il tasso di incidenza annuale è:

   Il tasso di incidenza annuale è 10/(100×5)×1000= 20 casi per 1000 persone-anno.

3. **Rischio relativo di dermatite da contatto**
   In un'industria chimica, l'incidenza è **50/1000** nei lavoratori esposti e **10/1000** nei non esposti. Il rischio relativo è: 50/10=5. Questo significa che i lavoratori esposti hanno un rischio **5 volte maggiore** di sviluppare dermatite da contatto rispetto ai non esposti.

Riferimenti Bibliografici

1. La Torre, G., et al. (2006). *Epidemiologia e Medicina del Lavoro*. Padova: Piccin.
2. Gobbato, F. (2002). *Elementi di statistica ed epidemiologia*. Torino: UTET.
3. Last, J. M. (1988). *A Dictionary of Epidemiology*. Oxford: Oxford University Press.

Capitolo 8. L'Associazione Causale ed il Nesso di Causalità in Epidemiologia Occupazionale

8.1 L'Associazione: Concetti Fondamentali

In epidemiologia, l'associazione rappresenta il grado di dipendenza statistica tra due o più eventi o variabili. Tuttavia, un'associazione non implica automaticamente un nesso causale (relazione di causa-effetto). Esistono diverse tipologie di associazioni, ciascuna con implicazioni e significati differenti:

Associazione causale diretta: Un'esposizione ben definita provoca o aumenta il rischio di un determinato effetto. Ad esempio, l'esposizione all'asbesto è causa del mesotelioma pleurico.

Associazione secondaria o indiretta: Due o più eventi sono correlati perché condividono un fattore di rischio comune. Ad esempio, la bronchite cronica e il cancro polmonare possono essere associati tramite il fumo di sigaretta o altre sostanze nocive presenti nell'ambiente lavorativo.

Associazione non causale o spuria: È determinata da fattori esterni, confondenti o errori metodologici. Ad esempio, la correlazione tra consumo di caffè e rischio di infarto è spuria, poiché il vero fattore di rischio è il fumo, che è comune tra i bevitori di caffè.

8.2 Elementi di Associazione Causale Diretta

Gli elementi fondamentali per stabilire un'associazione causale diretta includono:

Sequenza temporale: Il fattore di rischio deve precedere l'insorgenza della malattia.

Plausibilità biologica: L'esposizione studiata deve essere compatibile con i meccanismi biologici conosciuti.

Forza dell'associazione: Un valore elevato di rischio relativo (RR) o odds ratio (OR) rafforza l'ipotesi causale.

Consistenza: L'associazione deve essere confermata da molteplici studi, idealmente con evidenze derivate da metanalisi.

Relazione dose-risposta: Un aumento dell'esposizione dovrebbe portare a un aumento della risposta (es. rischio).

Reversibilità: L'eliminazione o la riduzione dell'esposizione dovrebbe diminuire l'incidenza dell'effetto.

Assenza di confondenti: I risultati non devono essere influenzati da fattori di confondimento.

Un esempio paradigmatico di associazione causale diretta è quello tra il fumo di sigaretta e il cancro polmonare.

8.3 Il Nesso di Causalità

Il nesso di causalità si riferisce alla relazione tra una causa e l'effetto che essa produce. Numerosi criteri sono stati sviluppati per valutare questa relazione, tra cui i criteri di Bradford-Hill (Tabella 1), che sono ampiamente utilizzati in epidemiologia occupazionale.

Tabella 1: Criteri di Causalità secondo Bradford-Hill

Criterio	Descrizione
Forza dell'associazione	Maggiore è il rischio relativo, maggiore è la probabilità di un nesso causale.
Consistenza	Conferma dell'associazione in studi diversi e su popolazioni differenti.
Relazione	La causa deve precedere l'effetto.

Criterio	Descrizione
temporale	
Gradiente biologico	Aumento della dose porta a un aumento della risposta.
Plausibilità biologica	Coerenza con le conoscenze biologiche disponibili.
Coerenza dell'evidenza	Conformità con la storia naturale della malattia.
Evidenza sperimentale	Cessazione del rischio riduce l'effetto.
Analogia	Presenza di associazioni simili in contesti diversi.
Specificità	Un fattore causa un unico effetto.

8.4 Classificazione delle Cause

Le cause possono essere classificate in:

Cause necessarie: Devono essere presenti per far sì che l'effetto si manifesti (es. virus del morbillo per il morbillo).

Cause sufficienti: Da sole sono in grado di determinare l'effetto (es. esposizione massiccia a radiazioni ionizzanti per la leucemia acuta).

Cause necessarie e sufficienti: Combinano entrambe le caratteristiche.

Cause né necessarie né sufficienti: Concausali, spesso coinvolgono fattori additivi.

Esempio di Causalità Complessa

Il carcinoma polmonare può essere causato da:

Fumo di sigaretta

Esposizione all'asbesto

Gas radon

Ciascun fattore, da solo, è sufficiente a provocare la malattia, ma la loro combinazione aumenta il rischio in modo additivo o moltiplicativo.

8.5 Fattori Causali

I fattori causali sono classificati in quattro categorie principali:

Predisponenti: Sensibilizzano l'organismo, come età, sesso e stato di salute.

Favorenti: Facilitano l'insorgenza o il recupero dalla malattia, es. condizioni di lavoro, alimentazione.

Precipitanti: Scatenano l'insorgenza della malattia, es. esposizione acuta a sostanze tossiche.

Rinforzanti: Mantengono o aggravano una malattia esistente, es. esposizioni ripetute.

8.6 Standardizzazione e Analisi Multivariata

Per eliminare l'effetto di fattori di confondimento, si utilizzano metodi come:

Stratificazione: Divide la popolazione in sottogruppi omogenei (es. per età, sesso).

Standardizzazione: Permette di confrontare tassi tra popolazioni diverse eliminando variabili di disturbo.

Analisi multivariata: Utile quando i fattori di confondimento sono numerosi, evitando la perdita di significatività statistica nei sottogruppi.

Capitolo 9. La Relazione Sanitaria Annuale ed il Ruolo del Medico Competente come Epidemiologo Occupazionale

9.1 La Relazione Sanitaria Annuale

La relazione sanitaria annuale rappresenta uno strumento fondamentale che il medico competente utilizza per presentare in forma strutturata e analitica i risultati della sorveglianza sanitaria. È un documento obbligatorio, previsto dal D. Lgs. 81/08, e viene discusso durante la riunione periodica annuale (art. 35), coinvolgendo tutti gli attori della sicurezza aziendale, come il datore di lavoro, il responsabile del servizio di prevenzione e protezione (RSPP), e i rappresentanti dei lavoratori per la sicurezza (RLS).

Questa relazione non si limita alla semplice raccolta di dati sanitari, ma ne evidenzia il significato epidemiologico e preventivo, fornendo un quadro chiaro dell'andamento della salute dei lavoratori e dell'efficacia delle misure preventive adottate.

9.2 Obiettivi della Relazione Sanitaria Annuale

Gli obiettivi principali della relazione sanitaria annuale sono:

Misurare la frequenza degli outcome di interesse:

Giudizi di idoneità/inidoneità.

Sintomi e segni clinici rilevati durante la sorveglianza sanitaria.

Malattie professionali e non professionali.

Infortuni sul lavoro.

Stabilire la relazione tra esposizione al rischio lavorativo e outcome:

Identificare eventuali correlazioni tra fattori di rischio occupazionali e alterazioni dello stato di salute.

Valutare l'efficacia delle misure di prevenzione primaria:

Confermare o confutare l'efficacia delle azioni preventive adottate attraverso i dati raccolti.

9.3 La Sorveglianza Sanitaria come Prevenzione Secondaria

La sorveglianza sanitaria è considerata una misura di prevenzione secondaria. Il medico competente, attraverso l'elaborazione e l'interpretazione dei dati, può verificare se le misure di prevenzione primaria (come l'uso di DPI, interventi sull'ambiente di lavoro o formazione dei lavoratori) siano state efficaci.

Ad esempio, se durante la sorveglianza sanitaria emergesse un deficit uditivo tipico (ad esempio, un calo bilaterale di 30 dB sui 4000 Hz) in una percentuale significativa di lavoratori esposti al rischio rumore, questo dato dovrebbe spingere il medico competente a:

Informare il datore di lavoro in forma anonima e collettiva.

Suggerire interventi correttivi urgenti, come la riduzione delle esposizioni o l'adozione di misure tecniche migliorative.

9.4 Il Processo Dinamico tra Valutazione del Rischio e Sorveglianza Sanitaria

La valutazione del rischio e la sorveglianza sanitaria sono due fasi interconnesse di un ciclo continuo e dinamico, rappresentabile attraverso il seguente schema:

Esposizione al rischio:

Identificazione e valutazione dei rischi presenti nell'ambiente di lavoro.

Effetti sullo stato di salute:

Misurazione degli effetti dell'esposizione sui lavoratori attraverso la sorveglianza sanitaria.

Rivalutazione dell'esposizione:

Adeguamento delle misure di prevenzione in base ai dati sanitari raccolti.

Questo processo circolare consente un costante aggiornamento della valutazione dei rischi e l'adozione di misure sempre più efficaci.

9.5 Monitoraggio Biologico e Marcatori Biologici

Un altro strumento essenziale nelle mani del medico competente è il monitoraggio biologico, che permette di analizzare i biomarker (o marcatori biologici) per valutare l'esposizione, l'effetto e lo stato di salute del lavoratore. I biomarker si suddividono in tre categorie principali:

Indicatori di esposizione: Misurano la quantità di agente presente nell'organismo (es. piombemia per esposizione al piombo).

Indicatori di effetto: Misurano alterazioni biologiche precoci che precedono l'insorgenza di una malattia (es. enzimi epatici in caso di esposizione a solventi).

Indicatori di malattia: Misurano la presenza di una patologia correlata all'esposizione.

Ad esempio, nel caso del piombo, la normativa prevede l'utilizzo obbligatorio di biomarker di esposizione (piombemia) indipendentemente dal livello di esposizione ambientale. Questi dati devono essere integrati con quelli del monitoraggio ambientale per ottenere un quadro complessivo dell'esposizione.

9.6 L'Impatto della Relazione Sanitaria Annuale

La relazione sanitaria annuale non è un semplice adempimento burocratico, ma uno strumento cruciale per:

Identificare precocemente anomalie di salute legate all'esposizione lavorativa.

Contribuire alla valutazione dei rischi aziendali attraverso un feedback qualificato.

Sensibilizzare il datore di lavoro sull'importanza della prevenzione primaria.

9.7 Esempio Pratico: Deficit Uditivo in Ambiente Rumoroso

Un caso esemplare dell'utilità della relazione sanitaria annuale è il seguente:

Durante la sorveglianza sanitaria, emerge un aumento del numero di lavoratori con deficit uditivi tipici nelle audiometrie.

Il medico competente elabora i dati e identifica una correlazione tra esposizione al rumore e l'insorgenza del deficit.

Il medico segnala il problema in forma anonima e collettiva al datore di lavoro, suggerendo:

Miglioramenti tecnologici (es. isolamento acustico delle macchine).

Incremento delle misure di prevenzione individuale (DPI).

Il datore di lavoro rivaluta i rischi e adotta nuove misure preventive.

Capitolo 10. Gli Strumenti di Raccolta dei Dati in Epidemiologia Occupazionale

10.1 L'importanza della raccolta dati in medicina del lavoro

La raccolta dei dati rappresenta una fase cruciale per la ricerca in medicina del lavoro, poiché da essa dipende la possibilità di trarre conclusioni valide e affidabili sulle condizioni di salute dei lavoratori e sui rischi occupazionali. La disciplina della medicina del lavoro, strettamente legata all'epidemiologia, richiede strumenti e metodologie rigorosi per raccogliere dati sanitari e ambientali che siano utili alla valutazione dei rischi, alla prevenzione delle malattie professionali e alla ricerca scientifica.

Gli strumenti principali utilizzati per la raccolta dei dati comprendono:

- **Cartelle sanitarie e di rischio** individuali.
- **Questionari** e interviste.
- **Registri di esposizione**.
- **Monitoraggio ambientale** e biologico.

10.2 Le cartelle sanitarie e di rischio

La **cartella sanitaria e di rischio** è il principale strumento di raccolta dei dati in medicina del lavoro. Essa deve essere istituita e aggiornata dal medico competente ai sensi dell'art. 25, comma 1, lett. c) del **D.Lgs 81/08** e contenere tutte le informazioni necessarie per la sorveglianza sanitaria, incluse:

- Anamnesi lavorativa (pregressa e attuale).

- Esami diagnostico-strumentali.
- Giudizi di idoneità alla mansione specifica.

La cartella deve essere organizzata "per problemi" piuttosto che "per diario," consentendo di classificare e monitorare sintomi, stati patologici, stili di vita e condizioni fisiologiche rilevanti per la salute del lavoratore. L'uso di cartelle informatizzate facilita l'archiviazione, l'analisi statistica e la produzione di report collettivi.

10.3 Questionari e dati self-report

I **questionari** sono strumenti utili per raccogliere dati self-report direttamente dai lavoratori. Possono essere utilizzati per:

- Rilevare sintomi specifici.
- Valutare l'esposizione ai rischi.
- Misurare il livello di soddisfazione lavorativa o il benessere psicologico.

I questionari devono essere:

- **Semplici e brevi**, per favorire la partecipazione e ridurre il rischio di abbandono.
- **Validati scientificamente**, per garantire sensibilità e specificità.
- Somministrati in modo standardizzato per garantire risultati riproducibili.

Esempi di questionari utilizzati in medicina del lavoro includono il **General Health Questionnaire** per il malessere mentale e il **Nordic Musculoskeletal Questionnaire** per i disturbi muscoloscheletrici.

10.4 Il monitoraggio biologico e i biomarker

Il **monitoraggio biologico** consente di valutare l'esposizione dei lavoratori a rischi specifici attraverso l'analisi di biomarker, che possono essere:

- **Indicatori di esposizione** (es. piombemia per esposizione al piombo).
- **Indicatori di effetto** (es. alterazioni enzimatiche).
- **Indicatori di malattia** (es. diagnosi di patologie correlate all'esposizione).

I risultati del monitoraggio biologico devono essere integrati con i dati ambientali per una valutazione complessiva del rischio.

10.5 La pianificazione della raccolta dati

Una corretta raccolta dei dati richiede un'attenta pianificazione preliminare, che deve considerare:

1. **La numerosità campionaria**: Determinare il numero di lavoratori necessari per ottenere risultati statisticamente significativi.
2. **Gli strumenti di rilevazione**: Selezionare strumenti validati e adatti agli obiettivi dello studio.
3. **La standardizzazione**: Garantire che le procedure siano uniformi per tutti i partecipanti.

Inoltre, è fondamentale evitare errori nella raccolta e nell'elaborazione dei dati, seguendo il principio "garbage in, garbage out": dati di scarsa qualità producono risultati non affidabili.

10.6 L'inserimento dei dati in database elettronici

I dati raccolti devono essere organizzati e archiviati in **database elettronici**, utilizzando software come Excel, SPSS, o R. Questo processo consente:

- Un'analisi statistica più efficiente.
- Una facile visualizzazione dei risultati sotto forma di grafici e tabelle.
- La condivisione dei dati in forma anonima per finalità di ricerca.

Ogni variabile deve essere chiaramente definita e codificata per garantire la correttezza dell'analisi. È necessario conservare una copia cartacea dei dati originali come backup.

10.7 I limiti della raccolta dati in medicina del lavoro

Nonostante i progressi metodologici, esistono numerose criticità nella raccolta e nell'analisi dei dati:

- **Campioni esigui**: Piccole dimensioni campionarie possono compromettere la significatività dei risultati.
- **Turnover dei lavoratori**: Cambiamenti nella popolazione lavorativa rendono difficile il follow-up.
- **Fattori confondenti**: L'esposizione a rischi extralavorativi o l'interazione tra diversi fattori di rischio possono influenzare i risultati.
- **Effetto lavoratore sano**: La popolazione lavorativa tende a essere più sana rispetto alla popolazione generale, alterando i confronti.

10.8 Il questionario come strumento privilegiato

Il questionario si conferma uno strumento efficace per:

- Indagini su vasta scala.
- Rilevazione di sintomi o condizioni difficili da osservare direttamente.
- Screening rapido durante le visite mediche.

Per garantire la qualità dei dati raccolti, è essenziale:

- Usare questionari già validati e tradotti nella lingua del contesto lavorativo.
- Progettare questionari con domande semplici, chiare e pertinenti agli obiettivi dello studio.

10.9 Conclusioni

La raccolta dei dati in epidemiologia occupazionale è una fase cruciale per la prevenzione e la ricerca. Strumenti ben progettati e procedure rigorose garantiscono risultati affidabili e utili per la tutela della salute dei lavoratori. Il medico competente, come figura centrale nella gestione della sorveglianza sanitaria, deve essere supportato da personale adeguatamente formato e da strumenti tecnologici avanzati per ottimizzare l'efficacia della raccolta e dell'analisi dei dati.

Capitolo 11. Strumenti per la Relazione Sanitaria Annuale: Cenni di Statistica Medica

11.1 Raccolta ed Elaborazione Dati nella Sorveglianza Sanitaria

Nel contesto della sorveglianza sanitaria, il medico competente deve raccogliere e analizzare i dati relativi ai lavoratori sottoposti a controllo. Tale processo comprende:

- **Misurazioni biologiche di base**: età, sesso, altezza, pressione arteriosa.
- **Somministrazione di questionari**: per valutare sintomi, esposizioni a rischi e condizioni di salute.
- **Esecuzione di esami di screening**: come spirometria, audiometria, test ergoftalmologico.

Questi dati devono essere inseriti in un database strutturato per consentire l'elaborazione collettiva e anonima. Durante la visita medica, il medico competente può intervenire per approfondire eventuali problemi clinici e successivamente analizzare i dati raccolti, al fine di redigere una relazione sanitaria annuale completa e scientificamente valida.

11.2 Fasi Preliminari per la Raccolta dei Dati

Prima di avviare la raccolta dei dati, il medico competente deve pianificare attentamente lo studio:

1. **Definizione delle dimensioni dello studio**:
    - Numero di lavoratori da includere.

- o   Tipologia e frequenza degli accertamenti.
- o   Durata dell'osservazione.

2. **Obiettivo dello studio:**
   - o   Formulazione di un'ipotesi basata su dati preesistenti e letteratura scientifica.

3. **Scelta del disegno dello studio:**
   - o   Trasversale, retrospettivo, longitudinale, caso-controllo.

4. **Selezione degli strumenti di indagine:**
   - o   Questionari, esami diagnostici e screening.

In caso di ricerche scientifiche, è necessario acquisire il consenso informato dai partecipanti e sottoporre il protocollo al comitato etico, ove richiesto.

11.3 Tipologie di Variabili

In statistica, una **variabile** è una caratteristica misurabile che può assumere valori diversi. Esistono due principali categorie di variabili:

11.3.1 Variabili Qualitative

Le variabili qualitative esprimono attributi e si dividono in:

- **Nominali:**
  - o   **Dicotomiche:** ad esempio, sesso (maschio/femmina).
  - o   **Policotomiche:** ad esempio, stato coniugale (celibe/coniugato/separato).
- **Ordinali:** esprimono un ordine o un rango, come il grado di istruzione o la gravità di un sintomo su una scala da 1 a 10.

11.3.2 Variabili Quantitative

Le variabili quantitative esprimono una quantità e possono essere:

- **Discrete**: assumono valori numerabili, come il numero di gravidanze.
- **Continue**: assumono valori in un intervallo continuo, come peso o altezza.

Ecco un possibile paragrafo basato sul materiale fornito:

Scelta del Test Statistico in Funzione delle Variabili

La scelta del test statistico appropriato dipende dalla natura delle variabili coinvolte nell'analisi, distinguendo tra variabili indipendenti e dipendenti, oltre che dalla scala di misurazione utilizzata. Le variabili possono essere classificate in:

- **Variabili continue**: Misurate su una scala numerica con valori infiniti (es. altezza, peso, glicemia).
- **Variabili categoriche**: Rappresentate da categorie (es. sesso, esposizione a un fattore di rischio).
- **Variabili ordinali**: Presentano un ordine ma non distanze misurabili tra le categorie (es. livelli di stress: basso, medio, alto).
- **Variabili temporali**: Riguardano il tempo fino al verificarsi di un evento (es. sopravvivenza).

Per esempio, un'analisi che confronta i valori medi di glicemia (variabile continua) in due gruppi di lavoratori esposti e non esposti (variabile categorica a 2 livelli) richiederà il **test t di Student per campioni indipendenti**, assumendo la normalità della distribuzione.

Classificazione delle Variabili e Scelta del Test

La scelta del test varia anche in base alla distribuzione della variabile dipendente:

1. **Variabili continue con distribuzione normale:**
   - **Regressione lineare**: Per studiare la relazione tra due variabili continue.
   - **ANOVA**: Per confrontare medie tra più di due gruppi.

2. **Variabili continue non normali o ordinali:**
   - **Test non parametrici**: Come il Mann-Whitney U-test per confrontare due gruppi o il Kruskal-Wallis test per più gruppi.

3. **Variabili categoriche:**
   - **Chi-quadrato**: Per analizzare l'associazione tra due variabili categoriche.
   - **Regressione logistica**: Per predire un esito dicotomico in funzione di variabili indipendenti.

Tabella riassuntiva dei test più comuni:

Quesito	Test Statistico	Variabile Indipendente	Variabile Dipendente	Esempio
Relazione tra due variabili continue	Regressione lineare	Continua	Continua	Come variano i valori della glicemia in funzione dell'età.
Confronto di medie tra due	Test t di Student	Categorica (2 livelli)	Continua	I valori di transamina si sono

Quesito	Test Statistico	Variabile Indipendente	Variabile Dipendente	Esempio
gruppi				diversi tra esposti e non esposti a un rischio chimico?
Forza della correlazione tra due variabili continue	Coefficiente di correlazione Pearson	Continua	Continua	Quanto forte è l'associazione tra BMI e livelli di glicemia?
Associazione tra due variabili categoriche	Chi-quadrato	Categorica	Categorica	Come varia il livello di stress in relazione al sesso?
Confronto tra più di due gruppi	ANOVA / Kruskal-Wallis	Categorica (>2 livelli)	Continua / Ordinale	I valori di transaminasi differiscono in base all'entità dell'esposizione ad agenti chimici.

Importanza della Pianificazione

L'uso corretto del test statistico, insieme a una classificazione accurata delle variabili, garantisce l'affidabilità e la validità delle analisi. Pianificare con attenzione la raccolta dati e verificare le assunzioni dei test è essenziale per ottenere risultati solidi e applicabili.

11.4 Test Parametrici, Non Parametrici e Distribuzione delle Variabili

La scelta tra test parametrici e non parametrici è determinata dalla distribuzione della variabile dipendente (o esito) e dalla scala di misura della variabile. I test **parametrici** richiedono che le variabili quantitative abbiano una distribuzione **normale**, mentre i test **non parametrici** possono essere utilizzati quando questa assunzione non è soddisfatta o quando si analizzano variabili ordinali o categoriali.

Distribuzione Normale e Non Normale

La distribuzione normale, caratterizzata dalla tipica curva a campana, è spesso osservata in molti fenomeni biologici e lavorativi, come il peso, l'altezza o i livelli di colesterolo. Questa distribuzione è descritta da due parametri principali: **media** e **deviazione standard**. In una distribuzione normale:

- Il 68% dei valori si trova entro 1 deviazione standard dalla media.
- Il 95% si trova entro 2 deviazioni standard.
- Il 99,7% si trova entro 3 deviazioni standard.

Se i dati non seguono una distribuzione normale (distribuzione **asimmetrica** o **non normale**), è necessario utilizzare test non parametrici o trasformare la variabile per ottenere una distribuzione simmetrica.

Esempio pratico: Nel caso di una popolazione di lavoratori, la distribuzione del peso può essere normale, ma la distribuzione del numero di giorni di malattia potrebbe essere asimmetrica (pochi lavoratori con molte assenze e molti con poche o nessuna assenza). In questi casi, l'uso di test parametrici potrebbe portare a risultati poco affidabili.

Differenze tra Test Parametrici e Non Parametrici

Caratteristica	Test Parametrici	Test Non Parametrici
Richiesta di distribuzione normale	Sì	No
Tipologia di variabili	Quantitative su scala a intervalli o rapporti	Ordinali, categoriche o quantitative non normali
Esempi di test	t-test, ANOVA, regressione lineare	Mann-Whitney, Kruskal-Wallis, chi-quadrato, Spearman
Robustezza con campioni piccoli	Minore	Maggiore
Dati utilizzati	Valori numerici	Ranghi o frequenze

Applicazioni in Medicina del Lavoro

In popolazioni lavorative, le variabili spesso derivano da campioni piccoli o da misurazioni influenzate da molteplici fattori (ad esempio, esposizioni a rischio ambientale). In questi casi, i dati potrebbero non seguire una distribuzione normale, rendendo preferibili i test non parametrici, come il **Mann-Whitney U-test** per confrontare due gruppi o il **Kruskal-Wallis test** per più gruppi.

Ad esempio:

- Per confrontare i livelli di stress in gruppi di lavoratori esposti a diversi livelli di rischio, il **Kruskal-Wallis test** è più adatto se i punteggi non seguono una distribuzione normale.
- Se si vogliono esaminare le correlazioni tra ore di straordinario e stanchezza percepita, il **coefficiente di Spearman** è indicato per variabili ordinali o non normali.

Verifica della Distribuzione

Prima di applicare un test statistico, è essenziale verificare la distribuzione delle variabili utilizzando:

- **Grafici**, come istogrammi o Q-Q plot.
- **Test statistici**, come il test di **Kolmogorov-Smirnov** o di **Shapiro-Wilk**.

Se la distribuzione non è normale, si può tentare una trasformazione (es. logaritmica) o optare per un test non parametrico.

11.5 Statistica Descrittiva

La statistica descrittiva si occupa di organizzare, elaborare e presentare i dati raccolti. Gli strumenti principali includono:

- **Misure di tendenza centrale**:
  - **Moda**: il valore più frequente.
  - **Mediana**: il valore centrale.
  - **Media aritmetica**: la somma di tutti i valori divisa per il numero totale di osservazioni.
- **Misure di dispersione**:
  - **Deviazione standard (σ)**: misura della dispersione dei valori rispetto alla media.

- o **Varianza**: quadrato della deviazione standard.

Nella **distribuzione normale** (gaussiana):

- Il 68% dei valori cade entro una deviazione standard dalla media.
- Il 95% dei valori cade entro due deviazioni standard.
- Il 99% dei valori cade entro tre deviazioni standard.

11.6 Statistica Inferenziale

La statistica inferenziale consente di generalizzare i risultati ottenuti da un campione alla popolazione di riferimento. Gli strumenti principali includono:

- **Test parametrico** (es. T-Test di Student): per confrontare medie tra due campioni.
- **Analisi della varianza (ANOVA)**: per confrontare medie tra tre o più gruppi.
- **Regressione lineare**: per studiare la relazione tra variabili numeriche.
- **Test non parametrico** (es. Chi quadrato, Test di Fisher): per analizzare dati qualitativi o non normalmente distribuiti.

Ogni test statistico produce un valore **p** che indica la significatività statistica. Generalmente, si considera significativo un valore $p < 0.05$, accettando un rischio del 5% di commettere un errore di tipo I (falso positivo).

11.7 L'Importanza della Pianificazione e della Qualità dei Dati

Un errore nella raccolta dei dati compromette irreparabilmente l'affidabilità dello studio. Per evitare tali errori:

1. Verificare la **rappresentatività del campione** rispetto alla popolazione target.
2. Utilizzare strumenti validati per la raccolta dei dati.
3. Effettuare controlli di qualità durante l'inserimento dei dati nel database.

11.8 Variabili Indipendenti e Dipendenti

In epidemiologia occupazionale, le **variabili indipendenti** (predittori) rappresentano i fattori di rischio, come età, sesso, esposizione a sostanze chimiche o fattori ergonomici. Le **variabili dipendenti** (outcome) rappresentano gli effetti sulla salute, come malattie professionali, sintomi o alterazioni rilevate agli esami diagnostici.

Relazioni tra Variabili

Le relazioni tra variabili possono essere di tipo:

- **Associativo**: una variabile è correlata a un'altra senza nesso causale.
- **Causale**: una variabile indipendente influenza direttamente l'outcome.

Applicazioni Pratiche in Medicina del Lavoro

In epidemiologia occupazionale, le variabili indipendenti rappresentano i fattori di rischio o le esposizioni che possono influenzare lo stato di salute dei lavoratori, mentre le variabili dipendenti sono gli effetti osservati, come sintomi, malattie professionali o giudizi di idoneità.

Esempi Pratici

1. **Esposizione a Sostanze Chimiche**
   - **Variabile indipendente**: Livello di esposizione a solventi organici.

- **Variabile dipendente**: Danni epatici rilevati attraverso enzimi specifici (ad esempio, ALT o AST elevati).

2. **Rumore Ambientale**
    - **Variabile indipendente**: Decibel misurati nell'ambiente lavorativo.
    - **Variabile dipendente**: Perdita uditiva evidenziata nei test audiometrici.

3. **Posture Scorrette Prolungate**
    - **Variabile indipendente**: Ore giornaliere in posizioni ergonomicamente sfavorevoli.
    - **Variabile dipendente**: Incidenza di disturbi muscoloscheletrici (ad esempio, lombalgia).

Esempi pratici includono:

- Analisi della prevalenza di sintomi muscoloscheletrici tramite questionari validati (analisi descrittiva).
- Studio della correlazione tra esposizione al rumore e deficit uditivi rilevati all'audiometria (analisi sulla relazione tr avariabili).
- Valutazione dei fattori di rischio per il burnout attraverso il Maslach Burnout Inventory (analisi sulla relazione tra variabili).

Relazioni tra le Variabili

Le relazioni tra variabili indipendenti e dipendenti possono essere:

- **Associative**: Una correlazione esiste, ma non implica causalità.
  Esempio: Stress lavorativo e sintomi cardiovascolari.

- **Causali**: La variabile indipendente influenza direttamente l'outcome.
  Esempio: Esposizione prolungata a sostanze tossiche e insorgenza di malattie correlate.

Strumenti per l'Analisi

Per comprendere meglio queste relazioni, si utilizzano strumenti statistici, come la regressione lineare o logistica, che permettono di isolare l'effetto delle variabili indipendenti sulle dipendenti, controllando i fattori di confondimento.

Implicazioni Pratiche

Identificare correttamente le relazioni tra variabili è cruciale per:

- Adottare misure preventive mirate (ad esempio, DPI, miglioramenti organizzativi).
- Valutare l'efficacia di interventi implementati nel luogo di lavoro.
- Redigere relazioni sanitarie basate su dati scientificamente validi.

11.9 Applicazioni in Medicina del Lavoro

La raccolta e l'analisi dei dati consentono di:

- Identificare trend e correlazioni.
- Valutare l'efficacia delle misure di prevenzione.
- Migliorare la pianificazione degli interventi di sorveglianza sanitaria.

11.10 Conclusioni

L'uso corretto della statistica medica è essenziale per il medico competente, non solo per adempiere agli obblighi di legge, ma anche per contribuire alla prevenzione e alla promozione della salute nei luoghi di lavoro. Attraverso l'uso di strumenti adeguati e una pianificazione accurata, la statistica permette di trasformare i dati raccolti in informazioni utili per la gestione della sicurezza e della salute dei lavoratori.

Capitolo 12. La Statistica Descrittiva e la Verifica di Ipotesi in Medicina del Lavoro

12.1 Introduzione alla Statistica Descrittiva Univariata

La statistica descrittiva univariata si concentra sull'analisi di una sola variabile, fornendo strumenti per descrivere e riassumere i dati raccolti. I risultati possono essere espressi attraverso parametri (se calcolati sull'intera popolazione) o statistiche (se calcolati su un campione).

Gli indici principali della statistica descrittiva univariata includono:

Misure di tendenza centrale: media, mediana e moda.

Misure di variabilità: deviazione standard, range e percentili.

12.2 Misure di Tendenza Centrale

Media

La media aritmetica rappresenta il valore medio di una distribuzione ed è particolarmente utile per variabili quantitative con distribuzioni normali. Tuttavia, è sensibile ai valori estremi (outlier).

Formula:

$$\bar{X} = \frac{\sum_{i=1}^{n} X_i}{n}$$

Dove

$\bar{X}$: È la media aritmetica, ovvero il valore medio dei dati.

$\sum$: È il simbolo di sommatoria, che indica che i valori devono essere sommati.

Xi: Rappresenta i singoli valori nell'insieme dei dati (ad esempio, X1,X2,X3,...,XnX_1, X_2, X_3, \dots, X_nX1,X2,X3,...,Xn).

i=1: Indica che la sommatoria inizia dal primo valore (i=1i = 1i=1).

n: È il numero totale di valori nel dataset

La formula calcola la media dividendo la somma di tutti i valori (X1,X2,...,Xn) per il numero totale dei valori (n).

Esempio:

Se hai i seguenti valori: 10,15, 20,

- Somma dei valori: 10+15+20=45
- Numero di osservazioni (n): 3.

La media sarà:

45/3 = 15

Mediana

La **mediana** è il valore che si trova al centro di un insieme di dati ordinati, dividendo la distribuzione in due parti uguali. Metà dei valori sono inferiori alla mediana, e metà sono superiori.

Caratteristiche principali:

- **Resistenza agli outlier**: A differenza della media, la mediana non è influenzata da valori estremi (outlier).
- **Adatta per distribuzioni asimmetriche**: È utile per rappresentare variabili ordinali o quantitative che non seguono una distribuzione simmetrica.

Calcolo:

1. **Dati in ordine crescente**:
    - Se il numero di dati (n) è dispari, la mediana è il valore centrale.
    - Se n è pari, la mediana è la media dei due valori centrali.

Esempi:

1. **Dati dispari**: 1,3,5,7,9. La mediana è **5** (il valore centrale).
2. **Dati pari**: 1,3,5,71, 3, 5, 71,3,5,7. La mediana è 3 + 5/2 = 4

Moda

La **moda** è il valore o i valori che si verificano con maggiore frequenza in una distribuzione di dati. È una misura di tendenza centrale particolarmente utile per descrivere dati qualitativi o categoriali, ma può essere applicata anche a dati quantitativi.

Caratteristiche principali

1. **Facilità di calcolo**: Non richiede formule particolari, basta identificare il valore più frequente.
2. **Utilizzo per variabili categoriali**: È ideale per variabili come colori preferiti, marche preferite, risposte a sondaggi (ad esempio: "Sì", "No", "Forse").
3. **Applicabile ai dati quantitativi**: Può essere utilizzata per numeri, come età o pesi, ma ha meno significato in distribuzioni con valori unici o poco ripetuti.
4. **Non influenzata dagli outlier**: Come la mediana, la moda non viene influenzata da valori estremamente grandi o piccoli.

Tipi di distribuzioni

- **Unimodale**: Se esiste una sola moda (un valore predominante).
  Esempio: 2,3,3,4,52, 3, 3, 4, 52,3,3,4,5 → La moda è **3**.
- **Bimodale**: Se esistono due valori con la stessa frequenza massima.
  Esempio: 1,2,2,3,3,41, 2, 2, 3, 3, 41,2,2,3,3,4 → Le mode sono **2** e **3**.
- **Multimodale**: Se ci sono tre o più valori con la stessa frequenza massima.
  Esempio: 1,1,2,2,3,3,41, 1, 2, 2, 3, 3, 41,1,2,2,3,3,4 → Le mode sono **1**, **2**, e **3**.
- **Amodale**: Se non ci sono valori che si ripetono.
  Esempio: 1,2,3,4,51, 2, 3, 4, 51,2,3,4,5 → Nessuna moda.

Esempi pratici:

1. **Variabili categoriali:**

   Supponiamo che un sondaggio chieda il colore preferito di 100 persone, e i risultati siano:
   - Rosso: 40
   - Blu: 30
   - Verde: 20
   - Giallo: 10

   La moda è **Rosso**, perché è il colore scelto più frequentemente.

2. **Variabili quantitative:**

   Dati: 10,15,15,20,25,25,25,3010, 15, 15, 20, 25, 25, 25, 3010,15,15,20,25,25,25,30.
   La moda è **25**, poiché appare più spesso.

Limiti della moda

- **Non sempre unica**: In distribuzioni multimodali, la moda può essere poco rappresentativa.
- **Meno utile per variabili continue**: In dati quantitativi continui con pochi valori ripetuti, la moda può non avere significato pratico.

La moda è particolarmente indicata per analizzare variabili categoriali o per descrivere comportamenti prevalenti in insiemi di dati non numerici.

12.3 Misure di Variabilità

Deviazione Standard (DS)

La DS misura la dispersione dei dati attorno alla media. È utile per identificare quanto i valori siano concentrati o dispersi.

Interpretazione:

In una distribuzione normale, il 68% dei valori si trova entro 1 DS dalla media, il 95% entro 2 DS, e il 99,7% entro 3 DS.

Range e Percentili

Il range misura la differenza tra il valore massimo e minimo, mentre i percentili dividono i dati in parti uguali, fornendo informazioni sui valori estremi e intermedi.

Esempio: Il 25° percentile indica che il 25% dei dati è al di sotto di quel valore.

12.4 Strumenti Grafici per la Statistica Descrittiva

Gli strumenti grafici consentono di rappresentare visivamente i dati:

Istogrammi: mostrano la distribuzione di frequenza.

Box-plot: evidenziano la mediana, il range interquartile e i valori anomali.

Q-Q Plot: verifica la normalità di una distribuzione confrontando i quantili osservati con quelli attesi.

12.5 Statistica Descrittiva Bivariata

La statistica descrittiva bivariata esplora l'associazione tra due variabili:

Correlazione: misura la relazione tra due variabili continue.

Coefficiente di Pearson (variabili distribuite normalmente).

Coefficiente di Spearman (variabili ordinali o non normali).

Associazione: analizza la relazione tra variabili categoriali o ordinali usando test come il Chi-quadrato.

12.6 Verifica di Ipotesi

La verifica di ipotesi è un processo strutturato per testare congetture su parametri di popolazione, basandosi su dati campionari. Si articola in cinque fasi:

Formulazione delle ipotesi

1. **Ipotesi nulla (H0)**

   L'ipotesi nulla rappresenta l'assenza di effetto o differenza. È l'ipotesi che si vuole testare e cercare di falsificare.

   - **Esempio**: "Non c'è differenza nel rendimento tra due gruppi di studenti sottoposti a metodi di studio diversi."

2. **Ipotesi alternativa (H1)**

   L'ipotesi alternativa rappresenta la presenza di un effetto o differenza. È quella che si accetta se si rifiuta l'ipotesi nulla.

- **Esempio**: "Esiste una differenza nel rendimento tra due gruppi di studenti sottoposti a metodi di studio diversi."

Dettagli importanti

- L'ipotesi nulla (H0) viene accettata finché i dati non forniscono prove sufficienti per rifiutarla, in genere basandosi su un livello di significatività predefinito (p<0.05 o p < 0.001).
- L'ipotesi alternativa (H1) può essere **unilaterale** (specifica una direzione dell'effetto, ad esempio "maggiore" o "minore") o **bilaterale** (non specifica una direzione, ad esempio "diverso").

Selezione del test statistico

Definizione del livello di significatività (α): convenzionalmente fissato a 0,05.

Calcolo della statistica del test e confronto con i valori critici.

Accettazione o rifiuto dell'ipotesi nulla.

12.7 Errori nella Verifica di Ipotesi

Gli errori statistici includono:

Errore di I tipo (α): rifiutare H0 quando è vera.

Errore di II tipo (β): non rifiutare H0 quando è falsa.

12.8 Test Statistici: Parametrici e Non Parametrici

Test parametrici: richiedono distribuzioni normali (es. t-test, ANOVA).

Test non parametrici: utilizzati per distribuzioni non normali o campioni piccoli (es. test di Mann-Whitney, Wilcoxon).

12.9 Applicazioni in Medicina del Lavoro

In medicina del lavoro, l'uso della statistica permette di analizzare l'associazione tra esposizioni lavorative e outcome di salute:

Esempi di variabili indipendenti: età, anzianità lavorativa, esposizione a fattori di rischio.

Esempi di variabili dipendenti: livelli di stress, risultati di esami clinici, giudizi di idoneità.

Esempio Pratico 1

Un medico competente desidera analizzare l'efficacia di un programma di prevenzione per ridurre i disturbi muscoloscheletrici tra i lavoratori di un'azienda. Per farlo:

- **Fase 1**: Raccolta dei dati pre- e post-intervento utilizzando il Nordic Musculoskeletal Questionnaire.
- **Fase 2**: Calcolo delle differenze nella prevalenza dei sintomi prima e dopo l'intervento.
- **Fase 3**: Applicazione di un test statistico (es. Test del Chi-quadrato) per verificare se il cambiamento è statisticamente significativo.

Questo approccio consente al medico di fornire al datore di lavoro dati concreti sull'impatto delle misure preventive adottate.

Esempio Pratico 2

Un medico competente desidera valutare l'effetto di un programma di formazione sulla sicurezza lavorativa nel ridurre gli infortuni. Il progetto include:

- **Fase 1**: Raccogliere dati sugli infortuni verificatisi nei sei mesi precedenti l'intervento formativo.
- **Fase 2**: Somministrare un questionario ai lavoratori per valutare la comprensione delle procedure di sicurezza.

- **Fase 3**: Monitorare il numero di infortuni nei sei mesi successivi all'intervento.

- **Fase 4**: Applicare un test del Chi-quadrato per confrontare i tassi di infortunio prima e dopo il programma.

I risultati forniscono indicazioni sulla validità dell'intervento e sulle aree che necessitano ulteriori miglioramenti.

12.10 Conclusioni

La statistica descrittiva e la verifica di ipotesi rappresentano strumenti fondamentali per il medico competente, fornendo basi solide per l'interpretazione dei dati e il supporto alla decisione clinica ed epidemiologica. Utilizzare correttamente questi strumenti permette di garantire analisi rigorose e affidabili, essenziali per il miglioramento della salute nei luoghi di lavoro.

Capitolo 13. Prospettive Future e Nuove Sfide nella Sorveglianza Sanitaria

13.1 Introduzione

La sorveglianza sanitaria ha subito un'evoluzione significativa negli ultimi decenni, grazie all'integrazione di tecnologie innovative e metodologie avanzate. Tuttavia, nuove sfide e opportunità stanno emergendo, richiedendo un ripensamento delle strategie tradizionali.

13.2 Il Ruolo dell'Intelligenza Artificiale (IA)

L'intelligenza artificiale rappresenta una delle innovazioni più promettenti nella sorveglianza sanitaria. Le sue applicazioni includono:

Analisi predittiva: Algoritmi di machine learning possono prevedere il rischio di malattie professionali basandosi su dati storici e ambientali.

Automazione: Processi ripetitivi, come la classificazione di dati sanitari, possono essere automatizzati per aumentare l'efficienza.

Elaborazione di big data: L'IA consente di gestire grandi volumi di dati anonimi collettivi per identificare trend e anomalie.

13.3 Sfide nell'Implementazione dell'IA

Nonostante il potenziale, l'adozione dell'IA presenta alcune criticità:

Privacy: Garantire la sicurezza dei dati sensibili è essenziale.

Bias algoritmici: Algoritmi imparziali richiedono dataset diversificati e rappresentativi.

Accettazione da parte degli operatori: Il personale medico deve essere formato per utilizzare efficacemente gli strumenti basati su IA.

13.4 Altri Strumenti Tecnologici per la Sorveglianza Sanitaria

Oltre all'IA, altre tecnologie stanno guadagnando terreno nella gestione della salute nei luoghi di lavoro:

Dispositivi indossabili: Monitorano in tempo reale parametri come la frequenza cardiaca e il livello di esposizione a rischi ambientali.

Blockchain: Garantisce la sicurezza e l'integrità dei dati sanitari.

App mobili: Facilitano la comunicazione tra lavoratori e medici competenti, migliorando la raccolta di dati self-report.

13.5 Visione per il Futuro

L'integrazione dell'IA e delle tecnologie emergenti nella sorveglianza sanitaria potrebbe rivoluzionare il settore, migliorando la prevenzione e personalizzando gli interventi. Tuttavia, è cruciale bilanciare innovazione tecnologica e competenze umane. È necessario sviluppare standard etici e linee guida per garantire che l'uso di queste tecnologie sia equo, sicuro e accessibile a tutti i lavoratori.

13.6 Conclusioni

Il futuro della sorveglianza sanitaria è caratterizzato da un'ibridazione tra tecnologia e competenze umane. La capacità di sfruttare l'IA e altre innovazioni tecnologiche offrirà opportunità senza precedenti per migliorare la salute e la sicurezza dei lavoratori, ma richiede un impegno continuo per superare le sfide etiche, tecniche e organizzative.

Capitolo 14. Best Practices e Casi di Studio

14.1 Introduzione

Le best practices rappresentano esempi concreti di come l'applicazione di metodologie avanzate possa migliorare la sorveglianza sanitaria e ridurre i rischi lavorativi. Questo capitolo presenta alcuni studi di caso che evidenziano l'efficacia delle misure preventive basate sui dati anonimi collettivi.

14.2 Casi di Studio

Caso 1: Riduzione dei Disturbi Muscoloscheletrici in un'Azienda Manifatturiera

Contesto: Un'azienda manifatturiera con alti tassi di disturbi muscoloscheletrici ha introdotto un programma di prevenzione basato sui dati raccolti tramite il Nordic Musculoskeletal Questionnaire.

Intervento: Implementazione di sessioni di formazione ergonomica e modifica delle postazioni di lavoro.

Risultati: Riduzione del 25% dei sintomi riportati dai lavoratori entro un anno.

Caso 2: Sorveglianza Sanitaria in un'Azienda Chimica

Contesto: Un'azienda chimica ha utilizzato biomarker specifici per monitorare l'esposizione dei lavoratori a sostanze tossiche.

Intervento: Introduzione di dispositivi di protezione individuale e miglioramento della ventilazione.

Risultati: Riduzione significativa dei livelli di esposizione, documentata nei rapporti sanitari annuali.

Caso 3: Prevenzione dello Stress Lavoro-Correlato in un'Organizzazione IT

Contesto: Un'organizzazione IT ha identificato alti livelli di stress tra i dipendenti tramite questionari validati.

Intervento: Programmi di mindfulness e gestione del tempo.

Risultati: Miglioramento del benessere percepito dai lavoratori e riduzione del turnover del personale.

14.3 Elementi Chiave delle Best Practices

Personalizzazione degli Interventi: Adattare le soluzioni alle esigenze specifiche dell'azienda e dei lavoratori.

Coinvolgimento dei Lavoratori: Integrare il feedback dei dipendenti durante la pianificazione e l'implementazione delle misure.

Monitoraggio Continuo: Valutare regolarmente l'efficacia degli interventi attraverso dati aggiornati.

14.4 Lezioni Apprese

Questi casi di studio offrono importanti spunti:

L'importanza di un approccio basato sui dati per individuare i fattori di rischio e le aree di intervento.

Il valore di una comunicazione efficace tra medici competenti, datori di lavoro e lavoratori.

La necessità di considerare i benefici a lungo termine degli interventi preventivi, sia in termini di salute dei lavoratori che di costi aziendali.

14.5 Conclusioni

Questi esempi dimostrano come le best practices possano guidare le aziende nell'implementazione di strategie efficaci per la prevenzione e la gestione dei rischi lavorativi. La condivisione di esperienze e risultati tra organizzazioni rappresenta un elemento chiave per il progresso nel campo della sorveglianza sanitaria. Investire in misure preventive basate su dati anonimi collettivi non solo protegge la salute dei lavoratori, ma migliora anche la produttività e il clima aziendale.

Capitolo 15. Applicazione Pratica delle Tecniche di Sorveglianza Sanitaria: Un Caso di Studio

15.1 Introduzione

Le tecniche avanzate di sorveglianza sanitaria, supportate da dati anonimi collettivi e strumenti tecnologici, possono migliorare significativamente la salute e la sicurezza nei luoghi di lavoro. Questo capitolo presenta un caso studio dettagliato per illustrare come queste tecniche possano essere applicate in un contesto aziendale reale.

15.2 Contesto del Caso Studio

Azienda: Una grande azienda di produzione di componenti elettronici con 500 dipendenti.

Problema: Alti tassi of disturbi muscoloscheletrici tra gli operatori della linea di assemblaggio.

Obiettivo: Ridurre l'incidenza di questi disturbi attraverso un programma mirato basato sui dati raccolti.

15.3 Raccolta e Analisi dei Dati

Metodologia: Sono stati somministrati il Nordic Musculoskeletal Questionnaire e un questionario sulla soddisfazione lavorativa.

Dati raccolti:

Il 45% dei lavoratori ha riportato sintomi di dolore lombare.

Il 30% ha lamentato affaticamento alle mani e agli arti superiori.

Alto livello di insoddisfazione per le postazioni di lavoro.

15.4 Interventi Implementati

Formazione Ergonomica:

Sessioni formative obbligatorie per i lavoratori sulla postura corretta e l'uso di attrezzature.

Modifiche Strutturali:

Acquisto di sedie ergonomiche regolabili e tappetini per prevenire l'affaticamento posturale.

Modifica delle altezze delle postazioni per adattarle alla statura dei lavoratori.

Monitoraggio Continuo:

Installazione di dispositivi indossabili per monitorare i movimenti dei lavoratori e fornire feedback in tempo reale.

15.5 Risultati

Riduzione dei sintomi: Dopo sei mesi, il 60% dei lavoratori ha riportato una diminuzione significativa dei sintomi muscoloscheletrici.

Aumento della produttività: La produttività è aumentata del 15% grazie alla riduzione delle assenze per malattia.

Soddisfazione dei lavoratori: I punteggi del questionario sulla soddisfazione lavorativa sono migliorati del 20%.

15.6 Lezioni Apprese

Importanza dei Dati: La raccolta e l'analisi dei dati sono state essenziali per identificare i problemi e personalizzare gli interventi.

Coinvolgimento Attivo: Coinvolgere i lavoratori nella pianificazione e nell'implementazione delle misure ha migliorato la loro efficacia.

Monitoraggio e Valutazione: Il monitoraggio continuo ha permesso di valutare l'efficacia degli interventi e apportare miglioramenti.

15.7 Conclusioni

Questo caso studio dimostra come le tecniche di sorveglianza sanitaria possano essere applicate con successo per affrontare problemi specifici nei luoghi di lavoro. L'utilizzo di dati anonimi collettivi e l'integrazione di soluzioni tecnologiche rappresentano strumenti potenti per migliorare la salute dei lavoratori e ottimizzare le operazioni aziendali. Il futuro della sorveglianza sanitaria risiede in un approccio basato sui dati, incentrato sui lavoratori e supportato da tecnologie innovative.

Capitolo 16. Errori Comuni nella Redazione della Relazione Sanitaria Annuale

Ogni anno, il medico competente si trova di fronte al compito di redigere la relazione sanitaria annuale, un documento che è tanto importante quanto sottovalutato. Ma cosa succede quando qualcosa va storto? Ecco una lista degli errori più frequenti che si possono commettere durante la stesura e, soprattutto, alcuni suggerimenti per evitarli. Ricordate: prevenire errori è meglio che curarli (o giustificarli davanti al datore di lavoro).

1. La Relazione "Copia e Incolla"

Errore: Usare la relazione dell'anno precedente come base e dimenticare di aggiornare i dati o i risultati specifici.

Conseguenze: Il datore di lavoro potrebbe chiedersi perché, nonostante le misure preventive, i risultati non cambiano mai. O peggio, potrebbe notare che la relazione cita ancora il vecchio indirizzo dell'azienda, trasferita due anni fa.

Come evitarlo: Aggiornate i dati, rileggete i contenuti e controllate che tutto sia attuale. Se proprio volete fare copia e incolla, fatelo con giudizio e sempre verificando le modifiche necessarie.

2. L'Overload di Statistiche

Errore: Riempire la relazione di tabelle, grafici e percentuali senza fornire una spiegazione chiara del loro significato.

Conseguenze: Il documento si trasforma in una versione aziendale del "Codice da Vinci": interessante, ma indecifrabile.

Come evitarlo: Accompagnate ogni tabella o grafico con una breve spiegazione chiara e comprensibile, evitando tecnicismi inutili. Se il grafico è bello ma non serve, è meglio eliminarlo.

3. La Mancanza di Sintesi

Errore: Scrivere un'opera enciclopedica in cui ogni dato raccolto durante l'anno viene analizzato in modo maniacale.

Conseguenze: Nessuno legge la relazione fino in fondo, nemmeno voi. Il datore di lavoro la userà come fermacarte e il RLS la cestinerà senza nemmeno aprirla.

Come evitarlo: Rispettate la regola d'oro: essere brevi ma esaustivi. Concentratevi sui punti chiave e includete eventuali approfondimenti come allegati.

4. Il Linguaggio da Trattato Scientifico

Errore: Utilizzare un linguaggio troppo tecnico, pieno di termini specialistici e acronimi non spiegati.

Conseguenze: Il RSPP e il datore di lavoro si guardano spaesati, cercando di decifrare cosa significhi "SDS90H nel range superiore del 95% CI".

Come evitarlo: Scrivete in modo chiaro e accessibile. Se utilizzate termini tecnici, fornite una breve spiegazione. Ricordate: la relazione deve essere compresa da tutti gli attori della sicurezza aziendale.

5. La Dimenticanza degli Allegati

Errore: Citare grafici, documenti e protocolli che dovrebbero essere allegati, ma che nella versione finale sono assenti.

Conseguenze: Il datore di lavoro vi chiama il giorno prima della riunione periodica per chiedervi dove siano gli allegati. Panico.

Come evitarlo: Controllate sempre che tutti gli allegati citati siano effettivamente inclusi nella relazione. Una lista di controllo prima della consegna può salvarvi da brutte figure.

6. La Relazione "Fai da Te" senza Standard

Errore: Redigere la relazione senza seguire un modello strutturato, creando un documento disorganizzato e poco chiaro.

Conseguenze: La relazione appare confusa e manca di uniformità. Ogni lettore potrebbe interpretarla diversamente, come un quadro astratto.

Come evitarlo: Utilizzate un modello standard, come quello suggerito dalla normativa o dalla vostra associazione professionale. Un'organizzazione chiara facilita la comprensione e migliora l'impatto del documento.

7. I Dati Anonimi... Non Così Anonimi

Errore: Inserire dati che permettono di identificare indirettamente i lavoratori, violando la normativa sulla privacy.

Conseguenze: Oltre alle ovvie questioni etiche, rischiate sanzioni legali e una perdita di fiducia da parte dei lavoratori.

Come evitarlo: Verificate attentamente che i dati siano completamente anonimizzati. Evitate di includere dettagli che possano indirettamente identificare le persone (ad esempio, un solo lavoratore con una certa mansione).

8. L'Ignoranza dei Feedback

Errore: Non considerare i feedback ricevuti dal datore di lavoro, dal RSPP o dai rappresentanti dei lavoratori negli anni precedenti.

Conseguenze: La relazione perde rilevanza pratica e rischia di essere percepita come un adempimento formale, privo di valore reale.

Come evitarlo: Annotate e integrate i suggerimenti ricevuti. Mostrare che i feedback sono stati considerati è un segno di professionalità e migliora la collaborazione tra le parti

In conclusione, sbagliare è umano, ma perseverare nei propri errori può essere evitato con un po' di organizzazione e attenzione ai dettagli. Una relazione ben fatta non è solo un obbligo di legge, ma uno strumento prezioso per migliorare la salute e la sicurezza nei luoghi di lavoro. E, se vi sentite sopraffatti, ricordate: meglio fare una telefonata in più per chiarire un dubbio che dover riscrivere tutto da capo.

Checklist per la Redazione della Relazione Sanitaria Annuale

1. Aggiornamento dei Dati

Ho verificato che tutti i dati riportati siano aggiornati all'anno corrente: SI NO

Ho confrontato i dati con quelli dell'anno precedente per identificare trend e anomalie: SI NO

Ho escluso riferimenti a informazioni obsolete (es. cambiamenti nell'organizzazione aziendale): SI NO

2. Struttura e Chiarezza

La relazione segue un modello standard e organizzato in sezioni chiare (introduzione, risultati, analisi, conclusioni, raccomandazioni): SI NO

Ogni sezione è ben definita e non ci sono ripetizioni inutili: SI NO

Ho evitato un linguaggio eccessivamente tecnico o acronimi non spiegati: SI NO

Ho accompagnato tabelle e grafici con spiegazioni semplici e chiare: SI NO

3. Anonimizzazione dei Dati

Tutti i dati sono stati anonimizzati, senza possibilità di identificare i singoli lavoratori: SI NO

Non ho incluso dettagli che potrebbero permettere l'identificazione indiretta (es. ruolo univoco, età specifica): SI NO

4. Accuratezza e Validità dei Dati

I dati riportati sono accurati e privi di errori: SI NO

Ho verificato l'eventuale presenza di discrepanze o valori anomali: SI NO

Le analisi statistiche utilizzate sono appropriate e coerenti con gli obiettivi della relazione: SI NO

5. Sintesi ed Efficacia

Ho evitato un eccesso di informazioni non necessarie (es. statistiche troppo dettagliate o non rilevanti): SI NO

I punti chiave della relazione sono stati evidenziati in modo chiaro: SI NO

Ho incluso un riepilogo finale con le raccomandazioni principali per i destinatari: SI NO

6. Allegati e Grafici

Tutti gli allegati citati nel testo sono effettivamente inclusi: SI NO

I grafici e le tabelle utilizzati sono chiari, leggibili e coerenti con il contenuto della relazione: SI NO

Ogni grafico/tabella è accompagnato da una didascalia esplicativa: SI NO

7. Coerenza con le Normative

La relazione è conforme alle disposizioni del D.Lgs. 81/08: SI NO

Ho incluso i riferimenti normativi rilevanti nei punti appropriati: SI NO

Ho verificato che gli obblighi specifici (es. dati richiesti, format, scadenze) siano stati rispettati: SI NO

8. Revisione e Feedback

Ho rivisto la relazione per eliminare eventuali errori di battitura o grammatica: SI NO

Ho raccolto feedback preliminari dal datore di lavoro, RSPP o altri destinatari: SI NO

Ho incluso eventuali suggerimenti e richieste di modifica emerse negli anni precedenti: SI NO

9. Comunicazione e Presentazione

Il documento è scritto in modo comprensibile per tutti i destinatari (datore di lavoro, RSPP, RLS): SI NO

Ho preparato una versione digitale e/o stampata facilmente accessibile per la riunione periodica: SI NO

10. Backup e Archiviazione

Ho salvato una copia digitale della relazione in un archivio sicuro: SI NO

Ho archiviato una copia fisica, se necessario, per eventuali verifiche future: SI NO

Conclusioni

Cari Lettori,

Siamo giunti alla fine di questo viaggio dedicato alla gestione dei dati anonimi collettivi e alla redazione della relazione sanitaria annuale. È stato un percorso pensato per offrire strumenti concreti, basati su evidenze scientifiche, che possano guidare i medici competenti nel loro lavoro quotidiano.

Il mio obiettivo principale è stato quello di fornire un approccio pratico, supportato da strumenti tecnologici e casi di studio reali, che possano facilitare la gestione delle informazioni e il miglioramento continuo della salute e sicurezza nei luoghi di lavoro.

Spero che le nozioni apprese vi siano state utili e che possano ispirarvi a continuare il vostro impegno con professionalità e dedizione. La figura del medico competente rappresenta un pilastro fondamentale nella promozione del benessere lavorativo, e sono certo che, insieme, possiamo fare la differenza.

Voglio ringraziarvi per il tempo dedicato a leggere queste pagine e per la fiducia riposta in questo manuale. Se avete domande, suggerimenti o desiderate condividere le vostre esperienze, non esitate a contattarmi. Il confronto e lo scambio di idee sono il motore per migliorare continuamente la nostra professione.

Concludo con un invito a utilizzare al meglio gli strumenti e le conoscenze presentati, ricordando sempre che ogni dato è più di un numero: rappresenta una persona, un lavoratore, la cui salute e sicurezza dipendono anche dal nostro impegno.

Con gratitudine e stima

Francesco Chirico

Glossario

Analisi Descrittiva: Tecnica statistica utilizzata per riassumere e descrivere le caratteristiche principali di un dataset attraverso misure come medie, deviazioni standard e distribuzioni di frequenza.

Cluster Analysis: Metodo statistico utilizzato per raggruppare elementi in base a caratteristiche simili all'interno di un dataset.

D. Lgs 81/08: Decreto legislativo italiano sulla tutela della salute e sicurezza nei luoghi di lavoro, che definisce obblighi e misure preventive per datori di lavoro e lavoratori.

Dati Anonimi Collettivi: Insieme di dati raccolti in modo da non consentire l'identificazione diretta o indiretta delle persone a cui si riferiscono. Questi dati sono utilizzati per analisi statistiche aggregate, garantendo il rispetto della privacy.

Dataset: Raccolta organizzata di dati, spesso strutturata in righe (osservazioni) e colonne (variabili).

Deviazione Standard: Misura statistica che quantifica la dispersione dei dati intorno alla media.

Excel: Software per la gestione e l'analisi di dati, utile per creare tabelle, grafici e applicare funzioni matematiche.

Jamovi: Software statistico gratuito, user-friendly, che integra funzionalità di analisi descrittiva e inferenziale, con supporto per script in R.

Medico Competente: Professionista della salute incaricato di sorvegliare e promuovere la salute dei lavoratori in conformità alle normative vigenti.

PSPP: Software statistico open-source, alternativo a SPSS, per analisi di base come test di ipotesi, regressioni e descrizioni dei dati.

Relazione Sanitaria Annuale: Documento redatto dal medico competente che sintetizza lo stato di salute dei lavoratori, le attività di sorveglianza sanitaria e le eventuali proposte per migliorare la salute e sicurezza sul lavoro.

Rischi NBCR: Rischi associati a esposizione a sostanze di natura Nucleare, Biologica, Chimica e Radiologica.

SPSS: Software statistico avanzato, ampiamente utilizzato per analisi inferenziali e modellizzazioni complesse.

Tabelle Pivot: Funzionalità di Excel utilizzata per riassumere, analizzare e organizzare grandi volumi di dati in modo interattivo.

Test Statistici Utili per il Medico Competente:

Test t di Student: Utilizzato per confrontare le medie di due gruppi indipendenti o appaiati, ad esempio per verificare differenze nei parametri biologici tra esposti e non esposti.

Analisi della Varianza (ANOVA): Strumento per confrontare le medie di più gruppi e identificare eventuali differenze significative.

Regressione Lineare: Metodo per analizzare la relazione tra una variabile dipendente e una o più variabili indipendenti, utile per prevedere rischi o trend di salute.

Chi-Quadrato: Test per verificare l'associazione tra variabili categoriche, ad esempio per analizzare la distribuzione di malattie professionali in base all'età o al sesso.

Test di Kolmogorov-Smirnov: Valuta la normalità di una distribuzione di dati, essenziale per scegliere il test statistico più appropriato.

Test di Mann-Whitney U: Alternativa non parametrica al test t per confrontare due gruppi indipendenti quando i dati non seguono una distribuzione normale.

Analisi delle Componenti Principali (PCA): Tecnica per ridurre la dimensionalità dei dati, utile per identificare pattern nascosti in dataset complessi.

Regressione Logistica: Impiegata per studiare la probabilità di un evento binario, come la presenza o assenza di una malattia, in relazione a fattori di rischio.

Valutazione del Rischio: Processo di identificazione, analisi e gestione dei rischi per la salute e sicurezza dei lavoratori in un determinato contesto lavorativo.

Biografia dell'autore

Francesco Chirico è medico specialista in Medicina del Lavoro e docente a contratto presso la Scuola di Specializzazione in Medicina del Lavoro dell'Università Cattolica del Sacro Cuore di Roma dal 2018, dove insegna **Epidemiologia Occupazionale**.

Attualmente presta servizio come medico della **Polizia di Stato** ed è un ricercatore con una vasta esperienza in **epidemiologia occupazionale** e **promozione della salute nei luoghi di lavoro**. È il fondatore e **Editor-in-Chief** di tre riviste scientifiche di rilievo internazionale: il *Journal of Health and Social Sciences*, il *Giornale Italiano di Psicologia e Medicina del Lavoro*, e *Advances in Medicine, Psychology, and Public Health*. Questi contributi editoriali hanno reso le sue riviste un punto di riferimento per la comunità scientifica internazionale.

Grazie al suo impegno nella **divulgazione scientifica** e al suo contributo alla **ricerca**, il Dr. Chirico è riconosciuto come una figura di spicco nel campo della **salute pubblica** e della **medicina occupazionale**. Ha all'attivo più di 300 articoli pubblicati in riviste scientifiche indicizzate, ha partecipato come relatore a conferenze internazionali e ha promosso iniziative innovative volte a migliorare la **sicurezza** e il **benessere dei lavoratori**.

Oltre alla sua attività accademica e clinica, Francesco Chirico è autore di **manuali pratici** e **testi specialistici**, pensati per medici competenti, datori di lavoro e professionisti della salute. I suoi lavori hanno l'obiettivo di trasformare le evidenze scientifiche in strumenti concreti e applicabili per la pratica quotidiana, contribuendo alla diffusione di conoscenze utili per la prevenzione e la gestione dei rischi lavorativi.

© Copyright (2024) Dr Francesco Chirico

Tutti I Diritti Riservati

www.ingramcontent.com/pod-product-compliance
Lightning Source LLC
Chambersburg PA
CBHW071553220526
45469CB00003B/1005